AF493615

RECHERCHES

SUR LA

TRACE INDÉLÉBILE

DU

CHANCRE SYPHILITIQUE

SES CARACTÈRES

PAR

LÉON MONTAZ

DOCTEUR EN MÉDECINE

INTERNE LAURÉAT DES HOPITAUX ET DE LA MATERNITÉ DE LYON

Prix Bonnet, concours 1877

LAURÉAT DE L'ÉCOLE DE MÉDECINE DE MARSEILLE

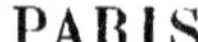

PARIS

A. DELAHAYE, LIBRAIRE-ÉDITEUR

Place de l'École de Médecine

1880

d43

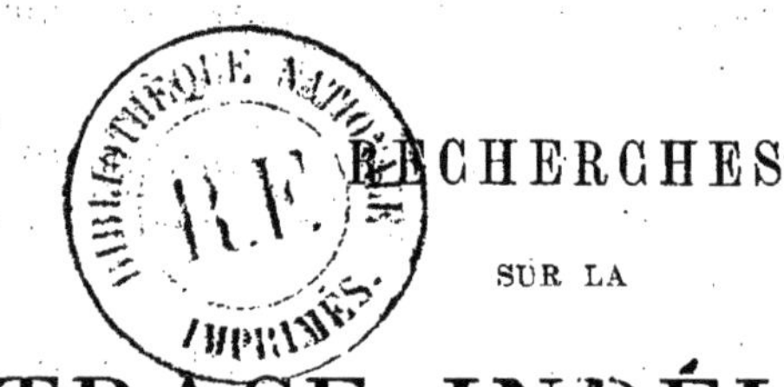

RECHERCHES

SUR LA

TRACE INDÉLÉBILE

DU CHANCRE SYPHILITIQUE

Td 43/140

TRAVAUX DU MÊME AUTEUR

OBSERVATION D'ANGINE GANGRÉNEUSE (in Lyon médical, 1877).

NOTE SUR UN CAS REMARQUABLE DE PÉRICARSITE AVEC ÉPANCHEMENT (in Lyon médical, 1877).

NOTE SUR UN CAS DE CORPS ÉTRANGER ARTICULAIRE, TRAITÉ PAR L'ABLATION DIRECTE AVEC OUVERTURE DE L'ARTICULATION (in Lyon médical 1879).

NOTE SUR LA CURE RADICALE DES HERNIES (in Lyon médical 1879).

PREMIÈRES RECHERCHES SUR LA TRACE INDÉLÉBILE DU CHANCRE SYPHILITIQUE (in Lyon médical, 1879; Analyse in annales de dermatologie et de syphiligraphie, par M. le Dr Doyon).

RECHERCHES

SUR LA

TRACE INDÉLÉBILE

DU

CHANCRE SYPHILITIQUE

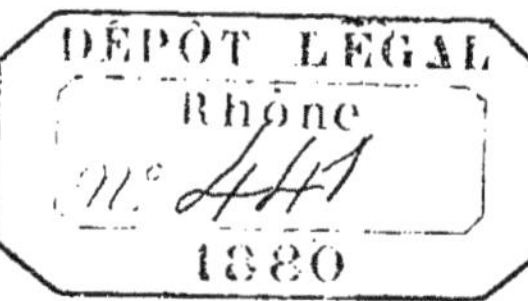

SES CARACTÈRES

PAR

LÉON MONTAZ

DOCTEUR EN MÉDECINE

INTERNE LAURÉAT DES HOPITAUX ET DE LA MATERNITÉ DE LYON

Prix Bonnet, concours 1877

LAURÉAT DE L'ÉCOLE DE MÉDECINE DE MARSEILLE

BIBLIOTHÈQUE NATIONALE R.F. IMPRIMÉS

PARIS

A. DELAHAYE, LIBRAIRE-ÉDITEUR

Place de l'École de Médecine

1880

INTRODUCTION

Pendant notre internat à l'Antiquaille, dans le service de M. Horand, chirurgien en chef de cet hospice, nous avons été frappé d'une assertion que ce maître distingué émettait avec une conviction profonde, basée sur l'expérience clinique, c'est que le *chancre syphilitique* laisse toujours un indice de son passage, que cet indice persiste indéfiniment et qu'il offre une physionomie caractéristique; si bien qu'après de longues années on peut le retrouver si on le cherche avec soin et reconnaitre ainsi l'existence d'une syphilis ancienne latente ou guérie, ou bien remonter à l'origine d'une maladie dont on ne voit que des manifestations tardives et douteuses.

Dès lors nous avons compris l'importance qu'offrait au clinicien la persistance de ce signe et le parti qu'on en pouvait tirer.

Cette importance nous a paru d'autant plus grande que le chancre simple non inoculé et non phagédénique ne paraît pas laisser de cicatrice.

Cette deuxième proposition semble paradoxale lorsqu'on songe à la physionomie et aux propriétés du chancre simple; elle est également démontrée par la clinique. Bien plus, le phagédénisme du chancre simple est rare du moins dans ces dernières années, tandis que celui du chancre syphilitique est fréquent. Aussi, à la vue d'une ancienne peste de substance du gland ou des organes génitaux *résultant d'un chancre*, est-il possible d'affirmer presque à coup sûr la nature syphilitique de ce chancre.

L'observation quotidienne d'un nombre considérable de malades affectés de chancres simples ou syphilitiques, de syphilis constitutionnelles récentes ou tardives, nous a permis de justifier la vérité de ces assertions, et c'est ce résultat que nous avons publié il y a quelques mois dans un mémoire que le *Lyon médical* a bien voulu insérer dans ses colonnes et dont M. Doyon, le savant rédacteur des Annales de dermatologie, a daigné faire une analyse dans son journal si estimé.

Depuis cette époque, nous avons eu l'occasion de voir à l'Hôtel-Dieu de Lyon, dans les divers services de chirurgie, un nombre assez considérable de syphilis tertiaires avérées, dans lesquelles il nous a toujours été possible de retrouver facilement la trace de l'accident primitifs.

Aussi, moins restreint dans des développements que notre mémoire ne pouvait comporter, nous sommes-nous décidé à reprendre cette idée, à pratiquer de nouvelles recherches cliniques et bibliographiques et à en faire le sujet de notre thèse inaugurale.

Mais la discussion que cette idée a provoquée au sein de la Société des Sciences médicales; la publication d'un travail de M. le docteur Coutagne parlant au nom de la médecine légale, nous obligent à faire un chapitre spécial et à exposer quel bénéfice le médecin légiste doit attendre de nos recherches.

Dans un premier chapitre nous consulterons les principaux auteurs qui ont écrit sur le chancre syphilitique et nous rechercherons quelles idées ils ont professées au sujet de sa terminaison et de sa trace.

Notre deuxième chapitre comprendra une longue série d'observations classées suivant l'ancienneté de la trace. Le troisième sera une œuvre de synthèse; nous y résumerons nos observations en décrivant la trace du chancre syphilitique, telle qu'elle s'est montrée à nous avec sa physionomie spéciale suivant son siège. Dans le quatrième et dernier, nous aurons à discuter le côté médico-légal de la question.

Nous ne saurions inscrire en tête de ce travail de nom plus autorisé que celui de M. Horand, chirurgien en chef de l'Antiquaille. Il dirigea nos pas dans l'étude si difficile des maladies cutanées et vénériennes. Qu'il daigne donc recevoir ici ce témoignage public de notre reconnaissance.

RECHERCHES

SUR

LA TRACE INDÉLÉBILE

DU CHANCRE SYPHILITIQUE

CHAPITRE I

HISTORIQUE : REVUE DES AUTEURS ANCIENS ET MODERNES

Un des maîtres qui ont illustré l'Antiquaille, Baumès, s'exprime ainsi au sujet du chancre primitif induré : « Les chancres peuvent ne reposer que sur la surface « du derme qu'ils entament très légèrement ; ce sont « de légères ulcérations qui ressemblent même à de « simples excoriations. D'autres fois, ils entament une « grande partie de l'épaisseur du derme. D'autres fois « enfin, ils intéressent tout le derme, une partie plus « ou moins considérable du tissu cellulaire sous-cu- « tané et même les organes voisins. La généralité des « chancres appartient à cette troisième division. » Et

(1) Baumès, *Précis théorique et pratique sur les maladies vénériennes* ; seconde partie, 1840, page 195.

plus loin (1) il dit : « La cicatrice qu'ils laissent est dé-
« primée et blanche ; elle repose quelquefois encore
« sur un tissu induré qu'il ne faut pas perdre de vue,
« qu'il faut chercher à détruire en traitant également
« l'économie entière, lorsque cette induration présente
« les caractères que nous avons signalés. »

Ces assertions de l'ancien chirurgien doivent peu nous arrêter. A son époque, en effet, la distinction du chancre simple et du chancre syphilitique existait bien; mais la lumière n'était pas pleinement faite sur ce sujet. Deux facteurs venaient fatalement obscurcir l'horizon : d'une part la coïncidence possible des deux chancres, d'autre part la doctrine du bubon d'emblée.

Nous ne citerons qu'en passant l'ouvrage de Swediaur antérieur à celui de Baumès (1817). On n'y trouve aucune description de l'accident primitif de la syphilis. D'ailleurs, en plusieurs points, il établit une parfaite confusion entre la blennorhagie et la maladie syphilitique. Nous en disons autant de ceux qui précédèrent Swediaur, tels que Fabre et Sainte-Marie (2), Astruc, etc.

Ce n'est donc qu'à partir de Baumès que l'on peut faire dans les auteurs des recherches fructueuses et voir effleurée tout au moins la question qui nous occupe. Le traité pratique des maladies vénériennes de Maisonneuve et Montanier (1853) garde le silence le plus absolu sur la question. Dans ses leçons sur le chancre, Ricord s'exprime ainsi : (3)

« En quelques circonstances le chancre infectant
« laisse après lui un stigmate tout spécial ; c'est lors-

(1) Page 206.

(2) Traité des maladies vénériennes (1745).

(3) Page 149.

« qu'il occupe une surface cutanée, comme le fourreau « de la verge. Dans ce cas, la cicatrice qui succède à « l'ulcération se présente sous l'aspect d'une macule « arrondie, brunâtre, sombre, et *d'une teinte bron-* « *zée très caractéristique*, que vous ne retrouverez « pas à la suite d'un chancre simple. Cette macule est « très persistante. Avec le temps, sa coloration foncée, « due probablement à une altération particulière du « pigment, s'éclaircit et fait place à une teinte blan- « châtre qui n'a plus de signification séméiologique. « Mais cette modification et fort lente, et la cicatrice « conserve ainsi pour longtemps le *cachet* de la sy- « philis.

« D'autres fois, au contraire, la cicatrice disparaît « *complètement* et avec rapidité. C'est ce que vous « observez surtout pour le chancre des muqueuses. »

Dans son traité si remarquable des maladies vénériennes, dans cette œuvre qui a fait briller d'un si vif éclat l'école de Lyon, M. Rollet s'exprime ainsi, après avoir fait un long exposé de l'évolution et de la physionomie du chancre induré : « La cicatrisation se fait « presque toujours de la circonférence au centre. L'ul- « cération se circonscrit, se rétrécit et se rapetisse peu « à peu; elle n'est bientôt plus, que la cicatrice finit « par couvrir complètement. Celle-ci est constituée par « une pellicule épidermique rouge, brunâtre, qui se dis- « tingue pendant quelque temps des parties voisines « par sa coloration. Du rouge brun elle passe à une « couleur livide, bronzée, et c'est ainsi que la place du « chancre peut se trouver marquée par une macule « longue à disparaître. La cicatrice du chancre syphili- « tique est d'autant plus superficielle et légère que « celui-ci était lui-même moins profondément ulcéré.

« C'est par exception, et seulement après les chancres « creux, et encore après les plus creux et les moins in- « durés, que le tissu cicatriciel est formé par une mem- « brane inodulaire rétractile, déprimée, et laissant ces « traces indélébiles nacrées, suites habituelles des ulcé- « rations qui ont détruit le derme en totalité ou en « grande partie, comme les brûlures au troisième « degré, ou comme la plupart des chancres simples. » Dans un autre chapitre, où il décrit la marche et la terminaison du chancre simple, il dit : « Le chancre « simple ne guérit que d'une seule manière : en se cica- « trisant. La cicatrisation se fait à la surface du chan- « cre, comme sur toutes les plaies, par le développe- « ment et l'organisation d'un tissu inodulaire qui prend « la place du tissu normal, détruit par l'ulcération. « Comme ici, le tissu, membrane muqueuse ou tégu- « ment externe, est généralement détruit dans toute « son épaisseur, les cicatrices des chancres, semblables « en cela aux cicatrices des pustules vaccinales, sont « profondes et très apparentes, surtout à la peau où « elles sont indélébiles. Tous les individus soumis par « les syphilisateurs aux inoculations chancreuses ont « conservé les cicatrices même de leurs plus petits « chancres ; et ç'a été un des soucis des expérimenta- « teurs, de rechercher les points où ils devaient faire « de préférence leurs inoculations pour que les stig- « mates, qui en étaient la conséquence nécessaire, « fussent aussi dissimulés que possible. »

Nous sommes pleinement d'accord avec l'illustre chirurgien de l'Antiquaille pour ce qui concerne le chancre simple cutané ; et il suffit d'avoir vu dans les services spéciaux, où l'on pratique un grand nombre d'auto-inoculations, revenir des malades plusieurs années après, pour acquérir la conviction que le chancre simple de la peau laisse un stigmate persistant. Mais ce qui nous fait diverger d'opinions, c'est la trace indélébile du chancre syphilitique, que M. Rollet considère comme très exceptionnelle. D'ailleurs, nous verrons que, même pour le chancre simple cutané, sa cicatrice est absolument différente de celle que laisse le chancre infectant de la peau.

L'ouvrage de MM. Diday et Doyon, fait à un point de vue thérapeutique, ne renferme rien sur la question qui nous occupe. Nous en dirons autant de l'ouvrage si intéressant de M. Diday, sur l'histoire de la syphilis.

Dans un remarquable traité des maladis vénériennes, malheureusement inachevé jusqu'à ce jour, Clerc se pose la question suivante après avoir décrit la marche et la physionomie du chancre syphilitique : le chancre infectant laisse-t-il des cicatrices? et il répond : « Cette « question importante sous plus d'un rapport peut être » facilement résolue par l'examen des malades chez « lesquels la syphilis constitutionnelle a été précédée « d'un chancre induré. Nous nous sommes maintes fois « livré à cet examen et voici ce que nous avons cons« taté. Les chancres infectants de la peau nous ont « toujours paru laisser, sinon des cicatrices, au moins « certains changements dans la coloration du tégument « dans le point où ils siégeaient et très fréquemment « de véritables cicatrices. Il n'en est pas de même du « chancre induré des membranes muqueuses. Nous af« firmons qu'il en est un bon nombre qui ne laissent « après eux non seulement aucune cicatrice, mais « encore qui ne donnent lieu à aucune modification « de couleur ou de texture des organes qui puissent « faire soupçonner qu'ils ont existé. Ce fait important

« mérite d'être établi autrement que par une simple « assertion; qu'il nous soit donc permis d'en donner « des preuves directes. Nous les tirerons d'observations « relatives à des malades dont les chancres ont été cons- « tatés par nous. »

Suivent cinq observations de chancres infectants siégeant l'un sur la muqueuse préputiale en arrière du gland, l'autre sur le sillon glando-préputial, le troisième sur la petite lèvre gauche, le quatrième sur la lèvre droite du méat urinaire, le cinquième sur la lèvre inférieure, tous, n'ayant laissé aucun signe appréciable du chancre. « Mais, se hâte-t-il de dire, il n'en est pas tou- « jours ainsi et il n'est pas rare d'observer sur les mu- « queuses des chancres infectants qui laissent des cica- « trices. » Plus loin, dans un chapitre où il résume les développements qu'il a donnés au chancre, il dit : « Le « chancre infectant induré ou non induré laisse ou ne « laisse pas de cicatrice, suivant qu'il a consisté en « une ulcération ou une érosion. L'érosion chancreuse « étant la forme la plus ordinaire sous laquelle on « observe le chancre infectant, l'absence de cicatrice « est un fait fréquent après la guérison du chancre « vrai. »

Plus loin, dans son article très remarquable sur le chancre simple, il se pose la même question : « Le « chancroïde laisse-t-il des cicatrices? Ici encore il « importe d'établir des distinctions. Le chancroïde de « forme exulcéreuse ne s'étendant pas jusqu'au derme « et surtout ne le détruisant pas, ne laisse point de « cicatrices : le chancroïde ulcéreux et le phagédé- « nique, au contraire, perforant la peau et les muqueu- « ses, sont toujours suivis de la formation d'une cica- « trice indélébile dans le point où ils siégeaient. Le

« chancroïde exulcéreux étant relativement rare, il s'en-
« suit que dans le plus grand nombre des cas, le chan-
« cre non infectant laisse sur nos tissus des traces de
« son passage, c'est-à-dire des cicatrices. »

M. Guibout, dans sa leçon sur l'herpès (1), démontre bien que ses idées sur le chancre syphilitique ont plusieurs points d'analogie avec celles que nous soutenons. Il dit, en effet : « Si le chancre ne s'indure pas, s'il « n'est point infectant, s'il reste à l'état de chancre « mou, sa durée est encore de quatre à cinq semaines; « il lui faut bien ce temps là pour réparer la perte de « substance considérable qu'il a produite et pour com- « bler la profondeur ulcérative qui le constitue. Quand « le chancre est cicatrisé, qu'il ait été chancre mou ou « bien chancre induré, il laisse après lui une cicatrice « indélébile dont les caractères sont pathognomoni- « ques et *restent indéfiniment comme sa signature* « *et comme une trace accusatrice et indéniable* « *de son passage.* »

Dans son grand ouvrage (2), Lancereaux s'exprime ainsi : « La cicatrice qui succède au chancre induré est « arrondie, légèrement déprimée: elle est le siège « d'une induration quelquefois persistante, déjà signa- « lée par J.-L. Petit (3). Dans certains cas où le chancre « occupe une surface cutanée, *cette cicatrice présente* « *une coloration foncée, brunâtre, sombre, bron-* « *zée, vraiment caractéristique*, mais qui, avec le « temps, finit en général par s'effacer, laissant à sa « suite une teinte blanche qui n'a plus de signification.

(1) (Guibout). Leçons cliniques sur les maladies de la peau professées à l'hôpital Saint-Louis (1876).

(2) Traité historique et pratique de la syphilis (1866).

(3) J.-L. Petit, Traité des maladies des os, chapitre XV.

« Cette particularité toutefois est importante à connaî-
« tre au point de vue rétrospectif, et souvent elle peut,
« comme l'induration dont la survie est de quelques
« semaines à plusieurs années, faire diagnostiquer
« l'existence ancienne d'un accident qui, malgré sa
« longue persistance, peut parfois ne pas être aperçu
« par le malade, d'autant mieux que le chancre induré,
« rarement phagédénique ou rongeur, est à peu près
« complètement indolent. »

Dans son traité théorique et pratique des maladies vénériennes, Langlebert expose la période de réparation du chancre infectant : « L'induration persiste souvent pen-
« dant plusieurs semaines, dit-il, et même plusieurs
« mois, puis elle s'efface à son tour, par résorption pro-
« gressive de ses éléments anatomiques. Ce travail de
« résorption s'annonce toujours par un changement
« de consistance de la matière plastique, qui peu à peu
« se ramollit et devient gélatiniforme. Enfin les tissus
« reprennent leur souplesse normale, et généralement
« il ne reste alors aucune trace visible de chancre, si
« c'est une muqueuse qui en a été le siège. Mais quand
« le chancre induré s'est développé sur la peau, celle-
« ci conserve presque toujours une petite macule bru-
« nâtre ou bronzée. Cette macule dépend de la syphi-
« lis, et souvent elle permet, pour les besoins du
« diagnostic, de constater l'existence antérieure d'une
« ulcération infectante dont elle est le dernier vestige.
« Elle n'est pas cependant indélébile ; avec le temps
« elle pâlit et prend une teinte blanchâtre qui finit par
« s'effacer elle-même, si le chancre n'a entamé la peau
« qu'assez superficiellement pour ne pas laisser de ci-
« catrice. La présence de cette macule ne pourra
« jamais donner le change au praticien exercé ; elle

« appartient *essentiellement au chancre infectant,*
« et on ne saurait l'attribuer au chancre simple, dont
« la cicatrice ne laisse jamais *après elle une sembla-*
« *ble coloration.* »

Après avoir ainsi traité de la trace du chancre syphilitique, M. Langlebert y revient encore dans son intéressant ouvrage, *la Syphilis dans ses rapports avec le mariage* : « Le diagnostic rétrospectif de la syphilis « constitutionnelle, dit-il, exige de la part du médecin « non seulement une connaissance parfaite des divers « symptômes syphilitiques et des stigmates qu'ils peu- « vent laisser après eux, mais encore une grande habi- « tude d'interroger les malades et de saisir, au milieu « de leurs réponses, souvent obscures et embarrassées, « les indices sur lesquels il doit asseoir son jugement. »

Dans son chapitre suivant intitulé : « Formulaire pour l'interrogatoire et l'examen des individus soupçonnés d'avoir eu la syphilis, » il dit : « Examiner la place in- « diquée comme ayant été le siège du chancre en « question, ne pas oublier que l'induration spécifique « peut persister très longtemps après l'ulcération chan- « creuse; qu'elle peut même, dans quelques cas, être « *encore apparente après plusieurs années*. Se rap- « peler également que la cicatrice du chancre infec- « tant présente souvent, lorsqu'elle occupe une surface « cutanée, la peau du prépuce, par exemple, une teinte « *bronzée caractéristique* qui ne s'efface que très « lentement. »

M. Langlebert insiste beaucoup sur cette teinte bronzée, puisqu'il y revient à deux fois. Nous verrons plus loin, dans notre chapitre III quelle est la disposition de cette teinte bronzée, sur laquelle aucun auteur n'a appelé l'attention.

BIBLIOTHÈQUE NATIONALE R.F. IMPRIMÉS

Voyons maintenant quelle opinion professe à ce sujet un des syphiligraphes distingués de notre époque, M. Fournier : « Voilà le chancre cicatrisé, dit-il. Cica-« trisé; laisse-t-il après lui une cicatrice, un stigmate « permanent comme fait un traumatisme, comme « fait une pustule de variole, une brûlure, un octhyma. « Éh bien ! non, Messieurs. Le chancre syphilitique ne « laisse pas de trace de son passage, 49 fois sur 50 « d'après mes notes. Il disparaît entièrement, absolu-« ment, sans cicatrice, sans macule consécutive; sou-« vent même un mois, une quinzaine après la cicatri-« sation, il est impossible de retrouver l'emplacement « occupé par le chancre. »

M. Fournier a observé spécialement chez la femme et nous savons que chez elle la recherche d'un chancre antérieur est chose difficile et souvent impossible. Que l'on songe un instant à la possibilité d'un chancre vaginal, d'un chancre du col ou d'un chancre intra-utérin, ainsi que M. Aubert en a cité des exemples dans sa thèse inaugurale, et l'on concevra bientôt la facilité avec laquelle un chancre peut passer inaperçu chez la femme et la difficulté qu'on éprouvera à en rechercher la trace. Ces considérations sont applicables à certains chancres dont le siège est plus ou moins bizarre, soit chez l'homme, soit chez la femme. Ainsi, pour n'en donner qu'un exemple, M. Lortet a cité plusieurs observations de chancres syphilitiques de la trompe d'Eustache inoculés inconsciemment à l'aide d'une sonde contaminée. Il est évident que, dans les cas de cette nature, nos recherches perdent considérablement de leur portée, eu égard à la situation cachée du chancre.

Nous ne saurions terminer cette revue des principaux auteurs sans mentionner quelles opinions professe sur les traces du chancre simple et du chancre syphilitique, M. Jullien, l'auteur du récent ouvrage si estimé sur les maladies vénériennes. Pour ce qui est du chancre simple, voici ce qu'il dit (page 356) : « La « cicatrice du chancre simple diffère essentiellement « de celle du chancre infectant, en ce que, livrée à « elle-même, elle ne s'indure jamais, ni temporaire- « ment, ni surtout pour un temps plus ou moins long « après la disparition de l'ulcère. Enfin elle présente « un autre caractère d'une grande valeur. Quand nous « étudierons l'accident primitif de la vérole, nous ver- « rons que son ulcération se produit toujours aux dé- « pens d'un tissu de nouvelle formation, le syphilome ; « aussi, après sa destruction plus ou moins complète, « mais n'empiétant pas en général sur les tissus pro- « pres de la peau, la réparation peut-elle se faire assez « complètement sans perte de substance. Il n'en est « pas de même pour le chancre simple dont la trace in- « dique toujours qu'il y a eu entamure cutanée ; tantôt « elle est masquée par un enfoncement stellaire, tan- « tôt elle est circulaire, semblable à celle que produi- « rait l'enlèvement d'un petit disque de peau. Ces der- « nières cicatrices sont très fréquentes, surtout sur les « muqueuses ; le fond de la dépression tranche habi- « tuellement par sa teinte claire sur le reste des tissus. « Mais tous les chancres nous laissent-ils infaillible- « ment une trace visible, indélébile ? Si j'en crois les « auteurs classiques, parmi lesquels Rollet se montre « un des plus affirmatifs, le tissu, membrane muqueuse « ou tégument externe, ayant été généralement détruit « dans toute son épaisseur, les cicatrices sont profon- « des et restent très apparentes, surtout à la peau où « elles ne s'effacent jamais. Tous les individus soumis

« par les syphilisateurs ou inoculations chancreuses « ont en effet conservé des cicatrices même de leurs « plus petits chancres. Telle n'est pourtant pas notre « opinion, d'accord en cela avec Achille Dron (1), nous « croyons que dans certaines circonstances, plus com- « munes peut-être qu'on ne le croit, et qui peuvent « tenir soit de sa forme, soit de son siège, le chancre « simple peut se réparer et disparaître sans laisser de « trace appréciable. Rien de plus fréquent à la suite « des chancrelles herpétiformes, exulcéreuses du sillon « balano-préputial, ou des replis de la vulve. L'absence « de cicatrice sur les organes ne saurait donc avoir de « valeur au point de vue de la non-existence d'un « chancre. »

M. Jullien a parfaitement reconnu l'importance du sujet qui nous occupe ; il a compris combien il serait précieux d'être fixé sur les traces, les pertes de substance qu'on trouve souvent chez des malades plusieurs années après l'évolution d'un ou de plusieurs chancres. Aussi y revient-il dans son ouvrage lorsqu'il a décrit la réparation et le déclin du chancre syphilitique : « Un « point fort important, dit-il, consiste à rechercher si « l'accident primitif laisse une cicatrice.

« Et d'abord, on ne saurait douter que bon nombre « de chancres, surtout de ceux qui ont pour siège des « membranes muqueuses, ne disparaissent sans qu'il « reste aucune trace de leur passage. Que de fois n'ar- « rive-t-il pas de ne pouvoir retrouver, après sa gué- « rison, la place d'un chancre dont on a constaté le

(1) En m'appuyant sur les faits que j'ai observés, j'affirme que dans un mois le chancre simple peut se cicatriser sans pansement et sans laisser une cicatrice qui permette d'en constater l'existence au bout de ce temps. (Achille Dron, *Lyon médical*, 1873).

« début sur les grandes lèvres, le méat, le sillon balanique! Je ne parle pas seulement de la papule sèche, « de l'exulcération diffuse qui simule la balanite, et, « comme elle, peut disparaître subitement, ou de l'ulcus « elevatum, qui ne désorganise que la couche la plus « superficielle de la peau, mais aussi du chancre huntérien, du chancre ulcéreux, et même du chancre « induré creux. La raison de ce fait vient de ce que la « perte de substance ne porte pas sur les éléments « constitutifs des téguments, mais sur l'induration, et « n'est en définitive que la manifestation du peu de vitalité de ce tissu, auquel Wagner a donné le nom de « *syphilome*. — Cependant, lorsque l'entamure dermo-épidémique a détruit le stratum papillaire, il ne se « répare qu'au prix d'une dépression plus ou moins « apparente, presque toujours doublée d'un nodus spécifique. Ce n'est alors qu'au bout d'un temps assez « long que la cicatrice s'efface, et que la matière flastique disparaît après avoir passé par l'état gélatiniforme. *Encore voit-on généralement persister, « mais sur la peau seulement, jamais sur les muqueuses, une petite macule brunâtre, quelquefois « indélébile; signe précieux pour le diagnostic « rétrospectif de l'ulcère syphilitique, car cette « pigmentation ne se produit presque jamais à la « suite de la chancrelle.* »

Ainsi donc, M. Jullien a abordé la question : « Je m'en étais préoccupé autrefois, plus que je ne l'ai dit, nous écrivait-il, il y a quelques mois, dans une lettre de remercîment au sujet d'un exemplaire de notre mémoire que nous lui avions adressé; mais dans un traité élémentaire, on a toujours peur de s'aventurer ou de n'être pas compris. Maintenant, grâce à vos faits si nombreux, nous sommes éclairés, ce qui ne veut pas dire que nous ne tâtonneron plus, etc. »

Qu'il veuille bien nous excuser de livrer à la publicité ces quelques mots extraits d'une lettre très courtoise. Ils nous sont un honneur et une recommandation.

Enfin, comme couronnement de nos recherches bibliographiques, nous sommes heureux de pouvoir exposer quelles idées professe sur nos recherches un des princes de la syphiligraphie, M. Diday. Au moment où nous avons fait à la Société des Sciences médicales la communication de notre mémoire, à l'époque où M. Coutagne a lu une note, d'ailleurs provoquée par nos recherches et intitulée : *De la trace du chancre syphilitique au point de vue médico-légal*, M. Diday a bien voulu se rendre en personne au sein de cette Société et participer à la discussion. Celle-ci a été des plus attrayantes et s'est à peu près complètement circonscrite entre M. Diday et M. Horand. Nous allons donc relater succinctement cette discussion, d'après le résumé qui en a été fait dans *Lyon médical*, par MM. Cazeneuve et Garel, secrétaires de la Société :

« *M. Coutagne* lit une note ayant pour titre : *De la* « *trace du chancre syphilitique au point de vue* « *médico-légal* (1).

« *M. Diday* demande la parole pour discuter cer- « tains points de l'important mémoire de M. Montaz, « lu dans une des séances précédentes.

« M. Diday reproche d'abord à M. Montaz d'avoir « accordé une importance peut-être exagérée à M. Four- « nier, touchant la question de la trace du chancre « syphilitique.

(1) Nous apprécierons cette note dans notre chapitre IV et nous étudierons les diverses objections qu'elle contient afin de bien connaître quel bénéfice la médecine légale peut en retirer.

« Les conclusions de MM. Horand et Montaz sont trop « générales, elles ne peuvent s'appliquer à tous les cas; « ils ont soutenu une opinion tout à fait contraire à « celle de M. Rollet. Ils affirment que la chancrelle ne « laisse pas de trace, sauf la chancrelle inoculée ou « phagédénique. M. Diday aurait voulu y voir ajouter « le chancre simple du filet. On ne peut soutenir, en « effet, que la chancrelle a été phagédénique, parce « qu'elle aura rongé le filet. Le filet est souvent détruit « par une ulcération vénérienne, et si l'on prétend que « l'ulcération a toujours été syphilitique, c est qu'ac- « tuellement la chancrelle est devenue rare.

« Encore un point, M. Horand admet que le chancre « des lèvres est toujours infectant; M. Montaz paraît « être aussi affirmatif pour le chancre du fourreau. « M. Diday n'admet pas l'opinion de M. Montaz, car il a « vu lui-même un grand nombre de chancres simples « du fourreau. Si M. Montaz n'a pas eu l'occasion d'en « observer, c'est encore en raison de la rareté du chan- « cre simple.

« Enfin, M. Diday s'élève contre cette conclusion, que « le chancre syphilitique laisse toujours une trace indé- « lébile et que si cette marque fait défaut, la syphilis « est contestable.

« Mais alors où cherchera-t-on cette trace? Si on ne « la rencontre pas sur les parties génitales, devra-t-on « conclure que le sujet n'a pas été infecté? Assurément « non, car pour se prononcer de la sorte, il faudrait « passer en revue chaque centimètre carré de la sur- « face du corps.

« *M. Horand* remercie M. Diday de lui avoir fait « l'honneur de venir opposer quelques arguments sur « un sujet aussi intéressant.

« Et d'abord, au sujet de M. Fournier, M. Montaz n a « pas eu d'autre intention que celle de faire ressortir « l'opinion contradictoire d'un maître autorisé.

M. Horand répondra à M. Diday en ne sortant pas du terrain clinique. Aussi a-t-il fait venir sept malades de son service, syphilitiques anciens ou récents, présentant tous des cicatrices caractéristiques de leur accident primitif.

Les uns ont contracté leur vérole en 1878 et 1879, les autres en 1858 et 1838. Chez ces divers malades, le chancre a eu pour siège la lèvre inférieure (face cutanée), la lèvre supérieure (face muqueuse), la face dorsale des doigts, le gland et la rainure. M. Coutagne a reproché à M. Montaz de n'avoir pas indiqué la forme précise des cicatrices. C'est que la trace varie avec chaque région. Il est impossible de demander une définition exacte et unique de la cicatrice du chancre syphilitique. D'ailleurs, M. Montaz a décrit des caractères spéciaux suivant le siège de la lésion.

Quant aux cicatrices résultant des cautérisations d'herpès, elles constituent des cas dans lesquels il faut savoir douter.

M. Coutagne parle encore d'éruption furonculeuse de la rainure. C'est là un fait assez rare et M. Horand, en douze années de pratique dans des services aussi importants que ceux de l'Antiquaille, ne se souvient pas d'en avoir vu un seul cas. Aussi, en présence d'un malade suspecté d'avoir donné la syphilis à une jeune fille, d'un malade présentant une cicatrice dans la rainure et disant avoir eu des furoncles sur les bourses et à l'anus, a l'époque probable de la contagion, est-il rationnel pour le clinicien d'affirmer la syphilis, et pour le médecin-légiste de la soupçonner.

Quant à M. Diday, il soutient que la chancrelle du filet laisse toujours une cicatrice. M. Horand est parfaitement de son avis. Mais la chancrelle laisse une cicatrice linéaire, tandis que le chancre syphilitique détruit le filet, en laissant une cicatrice aplatie, blanche au centre, pigmentée à la périphérie. Le filet n'est détruit par la chancrelle que lorsqu'il y a phagédénisme.

Quant au chancre du fourreau, il paraît être ordinairement syphilitique. M. Horand cite à ce propos un cas de chancre mixte qui fut inoculable au porteur à la suite d'une opération de phimosis. Six semaines après, l'ulcération du fourreau s'indurait, prenait les caractères d'un chancre parcheminé et les accidents secondaires faisaient leur apparition.

M. Diday demande si l'on doit nier la syphilis quand on ne constate pas la cicatrice du chancre, comme cela a lieu souvent chez la femme. M. Horand ne va pas jusque là, il préfère dire que l'on peut affirmer la syphilis en présence d'une cicatrice coïncidant avec d'autres signes douteux.

M. Horand termine en remerciant MM. Diday et Coutagne des objections qu'ils viennent de lui faire. Il espère bien qu'après un examen approfondi, il aura pour lui de nombreux partisans.

M. Diday veut bien reconnaître qu'une cicatrice peut mettre sur la voie, mais il maintient que l'idée émise par MM. Horand et Montaz est trop absolue : elle aura néanmoins pour effet incontestable de fixer davantage l'attention des syphiligraphes sur un point aussi important.

Beaucoup de lésions peuvent, en effet, trouver place sur le gland ou sur la rainure. Dernièrement encore il a vu une cicatrice résultant d'une cautérisation à la pâte de Canquoin pratiquée par un empirique. De plus, la série de malades présentée par M. Horand n'est pas une preuve pour tous les cas; et M. Diday, qui peut à juste titre se dire le spécialiste de la chancrelle, a vu maintes fois cette dernière ronger complètement le filet.

M. Coutagne n'est séparé de M. Horand que par quelques nuances. S'il demande la forme précise de la cicatrise, c'est que M. Montaz parle de signes caractéristiques. Il désire savoir si les chancres de la rainure offrent des caractères toujours identiques.

« *M. Horand* répond que la cicatrice diffère suivant « qu'elle siège dans la rainure ou sur le reflet du prépuce. Les caractères des cicatrices de la rainure sont « toujours identiques.

« *M. Diday* tient à savoir si toute ulcération phagé- « dénique du filet est syphilitique.

« *M. Horand* ne prétend pas que c'est syphilitique à « cause de l'étendue de l'ulcération. Il dit simplement « qu'il y a présomption très grande quand le filet pré- « sente une large cicatrice. »

Nous avons tenu à relater cette discussion, afin que le lecteur connaisse bien l'opinion d'un maître autorisé, M. Diday. D'ailleurs, lorsque, dans notre dernier chapitre, nous critiquerons quelques-unes des objections de M. Coutagne, nous aurons à revenir sur plusieurs points de la discussion.

Ainsi qu'on le voit, d'après ce court aperçu bibliographique, les auteurs qui se sont le plus occupés de la question, Clerc et Jullien particulièrement, ont reconnu d'une part que dans quelques circonstances le chancre simple pouvait ne laisser aucune trace de son passage, et d'autre part, que le chancre infectant laisse quelquefois sur la peau une tache indélébile. Ce qui a été admis à titre exceptionnel par les auteurs et comme une rareté, nous voulons le poser comme un fait constant et général. *Le chancre simple ne laisse pas de cicatrice, exception faite du chancre inoculé et du chancre phagédénique. Le chancre syphilitique laisse toujours une cicatrice, ou tout au moins une trace caractéristique et souvent une perte de substance (chancre du gland, chancre phagédénique ou serpigineux).* Nous verrons que sur la peau il laisse quelque chose de plus qu'une simple tache brunâtre facile à confondre avec les taches pigmentaires normales; nous verrons que sur le gland et souvent sur les muqueuses sa cicatrice offre des caractères tellement nets et tangibles, que le diagnostic peut en être fait à distance. Seuls, les chancres du reflet demandent une certaine attention à être reconnus. Nous verrons par quel artifice on arrive à en retrouver la trace dans quelques cas, rares à la vérité, où elle est difficilement visible. Pour démontrer notre proposition à l'aide de la clinique, nous passerons en revue tous les malades affectés de chancres ou de syphilis qu'il nous a été donné de suivre pendant ce semestre, à partir du premier mai. Nous y verrons des malades atteints de chancres simples et guéris avant leur sortie de l'hôpital, des malades affectés de syphilis constitutionnelle avec chancre cicatrisé, enfin des malades traités pour des syphilis tertiaires. Ceux-ci seront de beaucoup les plus intéressants; car, entrés à l'hôpital pour des lésions tardives de la syphilis, ils nous montreront tous sans exception la trace de leur accident primitif avec ses caractères, et cette trace ne pourra pas être, vu son âge, taxée d'éphémère. Dans notre premier mémoire, nos observations étaient au nombre de cent; elles étaient distribuées sans ordre. Nous n'avions pas essayé de les classer suivant la nature des lésions ou la période de la maladie, persuadé qu'il y avait à cela peu d'avantages. Mais aujourd'hui, moins gêné dans nos développements et convaincu de la nécessité de mettre un certain ordre dans cette longue suite de faits, nous diviserons nos observations en deux groupes. Le premier comprendra les cent observations relatées dans notre mémoire ; le second sera constitué par celles que nous avons recueillies depuis. Dans toutes nous suivrons l'ordre d'ancienneté. C'est dire que nous commencerons par celles dont l'accident primitif est de date récente, par rapport aux accidents constatés et que nous terminerons par celles dont le chancre remonte à une période plus ou moins ancienne. Quant on soutient une idée comme celle qui fait l'objet de ce travail, on ne saurait avoir trop de faits à sa disposition. Aussi n'avons-nous pas craint d'entasser une nombre considérable de documents.

CHAPITRE II

OBSERVATIONS

Obs. 1. — X..., tisserand, Saint-Paul, 3. Syphilide maculeuse et papuleuse; acné simplex du dos. Plaques muqueuses du reflet, de l'angle péno-scrotal des amygdales. Adénopathie (ganglions épitrochléen droit, sous-maxillaires, mastoïdiens, cervicaux postérieurs engorgés). Chancre du méat à la partie inférieure en voie de cicatrisation; perte de substance en forme de pyramide triangulaire à sommet tourné vers la fosse naviculaire, zone cicatricielle autour. Cette perte de substance persistera assurément. Tous les tissus ambiants sont normaux. Induration élastique légère.

Obs. 2. — X..., teinturier, 32 ans, Saint-Michel, 14. Syphilide circinée du fourreau et du gland. Adénopathie. Syphilide papuleuse et papulo-squameuse discrète sur le tronc, confluente sur les membres. Syphilide en corymbe sur les lombes, à la suite d'un topique. Syphilide palmaire et plantaire (psoriasis syphilitique). Couronne de Vénus. Plaques muqueuses d'un orteil, des amygdales et de la base de la luette. Paraphimosis. Sur le limbe du prépuce, à gauche, se trouve une cicatrice rouge arrondie, indurée à sa base; elle résulte d'un chancre syphilitique datant de deux mois. Autre cicatrice rouge indurée sur le filet, résultant également d'un chancre syphilitique survenu quinze jours après le premier.

Obs. 3. — X..., cordonnier, 28 ans, Saint-Paul, 4. Chancre syphilitique du reflet, ayant pris sur le gland la forme d'une balanite ulcéreuse syphilitique superficielle (comme un chancre érosif). Syphilide maculeuse; plaques muqueuses. Blennorrhagie. Nous avons assisté à l'évolution du chancre, dont le début remontait à neuf semaines, et nous avons vu les points occupés par lui, c'est-à-dire une portion du reflet et la moitié droite du gland se couvrir d'une cicatrice très nette qui n'offre aucun des caractères de la muqueuse normale et qui ne disparaîtra pas.

Obs. 4. — X..., cocher, 26 ans, Saint-Michel, 2. Syphilide papuleuse. Plaques muqueuses des commissures labiales et de l'anus. État diphthéroïde de l'amygdale droite. Sur le fourreau, près du reflet, cicatrice du chancre syphilitique avec persistance d'une induration cartilagineuse. Le chancre remonte à deux mois et demi.

Obs. 5. — X..., confiseur, 28 ans, Saint-Maurice, 8. Chancre syphilitique de la lèvre inférieure, face cutanée; roséole. Hernie inguinale gauche. Deux noyaux épididymaires consécutifs à des épididymites. Le chancre s'est cicatrisé rapidement et a laissé une trace déprimée qui restera.

Obs. 6. — X..., teinturier-dégraisseur, 20 ans, Saint-Pierre, 9. Syphilide acnéique du tronc et des membres en voie de guérison et laissant dans les points guéris de très petites cicatrices pigmentaires. Adénopathie. Plaques muqueuses. Aphonie. Rhinite; céphalée. Dans la rainure, à gauche, on observe la cicatrice avec induration cartilagineuse du chancre syphilitique.

Obs. 7. — X..., manœuvre, 40 ans, salle Saint-Michel, 12. Plaques muqueuses de l'angle péno-scrotal, des plis génitocruraux, du fourreau. Rougeur des piliers et des amygdales. Adénopathie. Pas d'impétigo du cuir chevelu ni de céphalée. Ces accidents datent de six semaines. Dernier coït remontant à trois mois et demi. Le malade ne sait où a siégé son chancre. En examinant attentivement, on trouve sur le prépuce une cicatrice pigmentée et indurée. Le malade dit avoir eu à ce niveau une sorte de tubercule ulcéré.

Obs. 8. — X..., serrurier, 19 ans, Saint-Paul, 5. Petite plaque muqueuse à la région anale. Adénopathie généralisée. Céphalée. Traces de roséole sur le tronc. Chancre cicatrisé du reflet datant de trois mois ; à son niveau, légère induration avec teinte rouge sombre.

Obs. 9. — X..., chiffonnier, 25 ans, Saint-Michel, 1. Syphilis secondaire. Plaques muqueuses du gland, du prépuce, du scrotum, de la base de la luette, de l'amygdale gauche; condylomes de l'anus. Pléiade inguinale. Alopécie légère ; traces de roséole. Sur le filet, cicatrice du chancre.

Obs. 10. — X..., plâtrier, 21 ans, Saint-Pothin, 3. Bubon suppuré consécutif à un chancre syphilitique. Adénopathie. Plaques muqueuses de l'anus. Sur la rainure, on observe la cicatrice fine blanche d'un chancre infectant qui date de trois mois et demi, survenu après trois ou quatre semaines d'incubation.

Obs. 11. — X..., terrassier, 63 ans, Saint-Bonaventure, 1. Chancre syphilitique de la bouche au niveau de la deuxième grosse molaire supérieure droite. Adénopathie sous-maxillaire et sous-auriculaire du même côté. Roséole légère; céphalée, fièvre. Quatre chancres simples de la verge. Au moment de sa sortie, le chancre était cicatrisé et offrait une cicatrice blanche, bien arrondie, assez profonde. Son début remontait à soixante-cinq jours.

Obs. 12. — X..., gardien de la paix, 29 ans, Saint-Maurice, 10. Adénopathie épitrochléenne, inguinale, cervicale et sous-maxillaire. Plaques muqueuses de l'anus, des amygdales, de la langue, de la lèvre supérieure. Aphonie incomplète. Chancre syphilitique au niveau de la tête du premier métacarpien gauche, ayant laissé une cicatrice blanche. Il y a trois mois, le malade se fit une écorchure contre une porte du XIe arrondissement; cette plaie a duré près d'un mois.

Obs. 13. — X.., manœuvre, 21 ans, Saint-Paul, 10. Plaques muqueuses des amygdales, des lèvres et de la commissure gauche. Rhinite. Adénopathie. Laryngite légère. Sur la rainure, cicatrice d'un chancre syphilitique dont le début remonte à trois mois.

Obs. 14. — X..., balancier, 22 ans, Saint-Pierre, 5. Balanite. Plaques muqueuses du reflet. Lymphite dorsale de la verge. Adénopathie. Syphilide acnéique confluente. Syphilide circinée du front. Syphilide plantaire. Épydidymite secondaire. Plaques muqueuses des amygdales. Sycosis du cuir chevelu. Alopécie légère. Rhinite. Laryngite. Le chancre a débuté il y a trois mois et demi après quinze jours d'incubation. Sur le reflet, cicatrice du chancre qui a diminué la longueur de cet organe.

Obs. 15. — X..., tisseur, 41 ans, Saint-Bonaventure,

6. Plaques muqueuses du scrotum, de l'anus, de l'amygdale gauche et de la lèvre supérieure. Syphilide papuleuse confluente, papulo-squameuse sur les jambes. Syphilide palmaire et plantaire. Adénopathie. Couronne de Vénus. Plaques muqueuses du front. Sycosis du cuir chevelu. Rhinite à gauche. Blennorrhagie avec balanoposthite. Sur le fourreau. près du limbe, on voit la cicatrice du chancre syphilitique, arrondie, large comme une pièce de 2 francs, blanche au centre. Ce chancre a débuté il y a trois mois.

Obs. 16. — X., jardinier, 19 ans, Saint-Michel, 2. Plaques muqueuses hypertrophiques confluentes de l'anus. Hypertrophie des amygdales avec légère opalescence. Syphilide acnéique discrète. Plaques muqueuses de l'ombilic. Pityriasis capitis. Sur le gland, cicatrice linéaire non indurée d'un chancre datant de trois mois.

Obs. 17. — X., peignier, 26 ans, St-Bonaventure, 5. Chancre syphilitique cicatrisé du méat, remontant à trois mois et demi. Syphilide papuleuse. Ce chancre laisse au niveau de la commissure inférieure du méat une perte de substance taillée en cône, par laquelle passe souvent l'urine. Cette solution de continuité, constante dans les chancres du méat, ne disparaîtra jamais.

Obs. 18. — L'observation ci-jointe a été prise aux Chazeaux. Nous la devons à l'obligeance de notre excellent ami et distingué collègue, Noël Coulomb, interne du service, qui a bien voulu nous en communiquer une autre, relatée au n° 99, très concluante. Il s'agit d'une femme affectée de chancres multiples du sein guéris. Elle offre une première cicatrice typique à 0,02 en bas et en dehors de l'aréole gauche, constituée par une tache de la largeur d'une pièce de deux francs. Examinée de près, elle se montre décomposée en deux : au centre, cicatrice large comme un pois; à la périphérie, couronne pigmentaire. Dans le voisinage se voient deux autres petites cicatrices présentant les mêmes caractères, mais réduits ; ce sont des taches pigmentaires de la dimension d'un pois. Du côté droit, cicatrice en dedans de l'aréole et tangente à elle; elle présente des caractères types, cicatrice au centre, pigment à la périphérie. Plus bas, petite tache brune très visible, résultant d'un chancre avorté. Accouchement il y a vingt mois. Il y a trois mois elle prend un nourrisson dont le corps était couvert de plaques et qui mourut au bout d'un mois. Un mois après, début d'un chancre syphilitique du sein gauche, puis peu après des quatre autres. Plaques muqueuses de la vulve et des amygdales.

Obs. 19. — X..., 37 ans, manœuvre, St-Bonaventure, 6. Plaques muqueuses de la lèvre supérieure des piliers et des amygdales; condylômes de l'anus; balanite. Traces de syphilide maculeuse et papuleuse sur le tronc. Adénopathie légère. Sur le fourreau, cicatrice du chancre, à la partie moyenne et dorsale; elle est blanche au centre et pigmentée à la périphérie. Le chancre date de quatre mois.

Obs. 20. — X..., cordonnier, St-Bonaventure, 1. Blennorrhagie. Conjonctivite catarrhale; douleurs rhumatismales polyarticulaires. Adénopathie bi-inguinale épitrochléenne, cervicale postérieure. Impétigo du cuir chevelu. Près du filet, petite cicatrice déprimée cratériforme, de couleur rouge-brun, résultant d'un chancre qui date de quatre mois et s'est accompagné de phimosis.

Obs. 21. — X..., 28 ans, St-Paul, 3. Plaques muqueuses de l'angle péno-scrotal, condylomateuses exulcérées de l'anus. Une sur le pilier antérieur gauche. Syphilide papuleuse très discrète. Sur le méat, cicatrice du chancre syphilitique; elle est taillée en creux ou en entonnoir, a une forme ovalaire très régulière; c'est exactement dans son fond que s'ouvre le canal urinaire; ce chancre a débuté il y a quatre mois.

Obs. 22. — X..., voiturier, 23 ans, St-Bonaventure, 6. Gale. Plaques muqueuses de la rainure des amygdales, du scrotum, de l'anus; taches ombrées sur le tronc. Adénopathie. Aphonie. Impétigo du cuir chevelu. Épididymite secondaire légère. Sur le fourreau, cicatrice du chancre syphilitique, blanche au centre, pigmentée à la périphérie, avec empâtement des tissus sous-jacents.

Obs. 23. — X..., employé de commerce, 28 ans, Saint-Pierre, 4. Syphilide acnéide du tronc, papuleuse des membres inférieurs. Coxalgie ancienne avec ankylose et atrophie du membre. Sur la lèvre supérieure, à droite de la ligne médiane, face muqueuse, on observe la cicatrice blanche du chancre syphilitique; elle est très apparente, un peu allongée suivant l'épaisseur de la lèvre et légèrement déprimée; dimension d'un petit pois; pas d'induration. Ce chancre date de quatre mois. Le malade a eu, il y a neuf ans, deux chancres simples de la rainure accompagnés de bubon suppuré gauche; ils n'ont pas laissé la moindre trace.

Obs. 24. — X..., (consultation). Syphilis chez un arthritique, caractérisée par de grandes papules larges rouges; elles ont disparu en partie, mais ont laissé des taches brunes pigmentaires caractéristiques. Cicatrice du chancre sur le filet, linéaire, transversale, ressemblant à un coup de bistouri qui aurait sectionné cet organe; teinte blanche cicatricielle autour.

Obs. 25. — X..., menuisier, 30 ans, St-Bonaventure, 4. Angine catarrhale datant de trois mois. Plaque opaline sur le pilier antérieur gauche. Adénopathie bi-inguinale légère. Chancre de la rainure à gauche ayant laissé une cicatrice indurée; il remonte à cinq mois. Trois semaines d'incubation.

Obs. 26. — X..., garçon de peine, 26 ans, St-Michel, 6. Plaques muqueuses des amygdales. Adénopathie cervicale, sous-maxillaire, épitrochléenne et inguinale. Cicatrice d'un chancre syphilitique de la rainure datant de cinq mois.

Obs. 27. — X..., garçon d'écurie, 37 ans, St-Michel, 1. Syphilide papuleuse chez un arthritique, disséminée sur le tronc, la tête et les cuisses, impétigineuse sur le front et le cuir chevelu. Alopécie légère. Céphalée. Sur le filet, cicatrice d'un chancre syphilitique qui a détruit en partie cet organe; son début remonte à cinq mois.

Obs. 28. — X..., fondeur en cuivre, 24 ans, St-Pierre, 4. Chancre simple de la rainure, qui a disparu sans laisser la moindre trace. Syphilis : plaques muqueuses des amygdales; sur la partie droite du filet on trouve une légère teinte rosée qui a l'aspect de la cicatrice d'un chancre; il date de cinq mois.

Obs. 29. — X..., garçon de chambre, 31 ans (consultation). Plaques muqueuses des amygdales, de l'anus et des orteils; syphilide papulo-squameuse cerclée. Cicatrice du chancre sur le scrotum, à droite du raphé, blanche au centre, pigmentée à la périphérie.

Obs. 30. — X..., 20 ans, ébéniste, St-Paul, 11. Rétrécissement de la région membraneuse n'admettant que des bougies filiformes. Parésie de la vessie. Il y a deux mois, il y a eu des papules non prurigineuses répandues sur le tronc et les membres qui ont duré un mois ou un peu plus; elles étaient accompagnées d'alopécie avec adénopathie inguinale et cervicale. Le malade présente sur le fourreau la cicatrice d'un chancre syphilitique contracté il y a six mois à Paris. Plaques muqueuses anales et roséole trois mois après.

Obs. 31. — X..., teinturier, 28 ans, Saint-Michel, 6. Syphilide acnéique; adénopathie; épididymite secondaire avec inversion testiculaire à droite. Blennorrhée; vaginalite légère. Plaques muqueuses buccales et scrotales; quelques pustules acnéiques du cuir chevelu. Petite cicatrice blanche du chancre syphilitique sur le reflet; ce chancre remonte à six mois.

Obs. 32. — X..., forgeron, 45 ans, Saint-Jean, 6. Plaques muqueuses du limbe préputial, du fourreau, du scrotum, des amygdales et de la lèvre supérieure. Couronne de Vénus. Syphilide du front en fer à cheval. Papules cuivrées discrètes du tronc. Syphilide papulo-squameuse des jambes et de la plante des pieds. Sur le fourreau on observe la cicatrice du chancre syphilitique qui offre encore de l'induration. Ce chancre date de six mois, survenu après quinze jours d'incubation.

Obs. 33. — X..., marbrier, 20 ans, Saint-Pierre, 4. Fistule anale. Adénopathie inguinale épitrochléenne et cervicale. Plaques muqueuses des amygdales. Rhinite. Alopécie légère. Sur le reflet du prépuce, on trouve une petite cicatrice déprimée qui est celle du chancre syphilitique; il remonte à sept mois, sous-phimosis.

Obs. 34. — X..., ébéniste, 24 ans, Saint-Paul, 11. Plaques muqueuses de la bouche et des amygdales. Syphilide palmaire. Adénopathie. Sycosis de la lèvre supérieure non parasitaire. Arthritisme. Alcoolisme. Sur la rainure, petite cicatrice déprimée d'un chancre syphilitique qui date de huit mois.

Obs. 35. — X..., imprimeur, 31 ans. Syphilide ecthymateuse sur les membres et acnéique sur le tronc. Hydrocèle droite; noyau épidymaire à gauche. Arthritisme. Alcoolisme. Chancre syphilitique du méat remontant à neuf mois et ayant détruit en partie le sommet du gland et du filet.

Obs. 36. — X..., plâtrier, 21 ans, Saint-Pierre, 21. Ecthyma syphilitique des membres inférieurs, discret sur le tronc. Sur la face cutanée du prépuce on observe deux petites cicatrices présentant une induration sous forme de petit noyau dur. Ces chancres remontent à neuf mois.

Obs. 37. — X..., marbrier, 24 ans, Saint-Paul, 14. Plaques muqueuses de la face interne de la lèvre supérieure et du bord droit de la langue. Rougeur légère des amygdales et du voile du palais. Papule grisâtre sur la face postérieure du pharynx. Pas d'alopécie. Adénopathie (ganglions de la nuque, sous-maxillaires, épitrochléens engorgés). Plaque muqueuse de la face interne du petit orteil gauche; pas de roséole. Le malade présente sur le reflet du prépuce la cicatrice de son chancre, lequel a débuté il y a un an par une érosion qui a pris la forme arrondie, le fond rouge avec suppuration légère et s'est terminé après un mois. Sur le fourreau on observe également une cicatrice fine, arrondie, pigmentée, qui est le résultat d'un autre chancre syphilitique ; il aurait débuté quinze jours après le premier et se serait terminé en même temps que lui. Ganglions inguinaux concomitants. Puis plaques muqueuses de la bouche, aphonie légère, alopécie peu avancée. Plusieurs rapports sexuels dans les deux mois qui ont précédé l'apparition des chancres.

Obs. 38. — X..., garçon de chambre, 32 ans. Chancres syphilitiques de l'annulaire et du médius. Syphilide circinée du scrotum. Plaques muqueuses ulcérées des bourses. Papules cuivrées sur l'abdomen et les cuisses Pléiade inguinale. Alocépie. Plaque opaline près de la commissure labiale. Ce malade a eu comme accident primitif un chancre syphilitique de l'annulaire situé sur la face dorsale de la première phalange.

Ce chancre est survenu huit jours après une querelle avec un individu et dans laquelle ce malade lui donna un coup de poing sur les dents. Ce traumatisme a laissé sur la première phalange du médius une petite solution de continuité qui ne s'est pas cicatrisée et s'est recouverte d'une croûte ; durée deux mois. Quinze jours après le début, gros ganglion épitrochléen. Sur les deux doigts on observe maintenant une petite cicatrice blanche plus large sur l'index. Le malade a eu deux chancres syphilitiques.

Obs. 39. — X..., tisseur, 23 ans, Saint-Michel, 2. Plaques muqueuses de la bouche, des amygdales ; ganglions épitrochléens engorgés ; exostose syphilitique du cubitus. Gingivite mercurielle produite par l'administration antérieure du proto-iodure hydrargirique (100 pilules, M. Gailleton). Cicatrices de deux chancres syphilitiques de chaque côté du filet, ils ont débuté il y a un an après quinze jours d'incubation.

Obs. 40. — X..., marchand forain, 34 ans, Saint-Michel, 5. Gale. Sur la rainure à droite, on trouve la cicatrice rougeâtre d'un chancre syphilitique ; ce chancre survint il y a un an, après une incubation de quinze jours ; traité à l'Antiquaille par M. Gailleton; éruption sur les côtés de l'abdomen à cette époque.

Obs. 41. — X..., journalier, 31 ans, Saint-Paul, 17. Blennorrhagie (1re) à symptômes très-aigus. Sur la partie gauche du reflet, on voit la cicatrice d'un chancre syphilitique qui présente encore une légère induration et qui fait un peu de saillie lorsqu'on retire le prépuce en arrière. Ce chancre a débuté il y a quatorze mois. Le malade a été traité il y a quatre mois dans le service pour des plaques muqueuses anales.

Obs. 42. — X..., domestique, 23 ans, Saint-Maurice, 13. Plaques muqueuses du reflet. Phimosis irréductible. Végétations sous-phimosis. Ganglion épitrochléen gauche. Quelques papules à la racine des cheveux. Sur le gland, cicatrice lisse, arrondie, déprimée d'un chancre syphilitique qui date de quinze mois.

Obs. 43. — X..., garçon de restaurant, 31 ans, Saint-Bonaventure, 10. Tumeur blennorrhagique de la bourse gauche (epididymite avec inversion, vaginalite, déférentite). Sur la rainure, cicatrice d'un chancre syphilitique datant d'un an ; survenu après quinze jours d'incubation, suivi de mal de gorge avec alopécie très marquée. Aucun traitement.

Obs. 44. — X..., cordonnier, 31 ans, Saint-Michel, 1. Psoriasis type du cuir chevelu, survenu chez un syphilitique. Cicatrices disséminées d'ecthyma syphilitique. Syphilide palmaire. Onyxis du pouce droit guéri. Quelques pustules d'ecthyma syphilitique. Rhinite légère. Chancre survenu il y a un an après vingt-un jours d'incubation; il a laissé sur le filet une cicatrice blanche; plaques muqueuses de la gorge à la suite.

Obs. 45. — X..., cultivateur, 31 ans, Saint-Pierre, 9. Syphilide tuberculeuse du front et du tronc. A la place du filet, cicatrice arrondie, assez profonde du chancre syphilitique remontant à un an. Gomme ayant détruit la paroi inférieure du canal en arrière du filet dans une étendue de 0,02 cent.

Obs. 46. — X..., manœuvre, 19 ans, Saint-Michel, 1. Plaques muqueuses des lèvres de la langue et de l'amygdale droite récidivées. Adénopathie inguinale épitrochléenne droite, sous-maxillaire. Alopécie. Cicatrice avec perte de substance d'un chancre syphilitique du méat qui date de seize mois.

Obs. 47. — X.., veloutier, 24 ans, Saint-Michel, 10. Plaques muqueuses de l'anus; ganglion mastoïdien gauche. Sur la couronne, cicatrice du chancre syphilitique, qui remonte à dix-huit mois.

Obs. 48. — X..., corroyeur, 20 ans, Saint-Pierre, 7. Syphilide papulo-squameuse. Adénopathie. Plaques muqueuses de tous les orteils. Syphilide palmaire et plantaire. Albuminurie. Varicocèle gauche avec atrophie assez marquée du testicule. Sur le reflet à gauche on observe la cicatrice rosée ovale d'un chancre syphilitique qui date d'un mois et demi.

Obs. 49. — X..., cordonnier (consultation). Syphilis datant d'au moins un an et demi. Plaques muqueuses de la gorge; cicatrice grande blanche, dimensions d'une pièce de 0,50 cent.; ovale transversalement; non indurée, blanche ; ses bords tranchent bien par leur couleur sur la muqueuse environnante.

Obs. 50. — X..., verrier, 24 ans (consultation). Chancre syphilitique il y a quinze mois, survenu après trois semaines d'incubation, suivi de plaques muqueuses, laryngite, etc. Cicatrice fine, blanche sur le reflet à gauche, offrant une légère induration. Séjour de vingt-neuf jours dans le service (pilules Dupuytren, salsepareille, etc.).

Obs. 51. — X..., mineur, 75 ans, Saint-Pothin, 6. Eczéma de l'épaule droite et de la jambe gauche. Ichthyose de la face antérieure des cuisses. Hernie inguinale double. Catarrhe et emphysème. Psoriasis capitis. Sur le fourreau, cicatrice linéaire d'un chancre syphilitique survenu après trois semaines d'incubation.

Obs. 52. — X..., teinturier, 22 ans, Saint-Paul, 11. Blennorrhée. Acné simple du dos. Syphilide papuleuse du gland. Sur le limbe du prépuce on trouve la cicatrice caractéristique d'un chancre syphilitique, blanche au centre, pigmentée à la périphérie ; elle siège à droite du filet. Ce chancre date de deux ans.

Obs. 53. — X..., apprêteur, 56 ans, Saint-Bonaventure, 12. Ecthyma syphilitique des jambes à aspect rupiacé. Deux plaques muqueuses sur la pointe de la langue. On trouve à la racine de la verge, dans l'angle péno-pubien, la cicatrice caractéristique du chancre syphilitique. Elle est assez régulièrement arrondie, de la dimension d'une pièce de 0,20 cent., blanche au centre et pigmentée en un point de sa périphérie du côté de la verge. Les follicules pileux sont détruits à son niveau et on ne voit des poils qu'à sa circonférence. Pas d'induration. L'ecthyma date d'un mois, les plaques muqueuses de trois à quatre mois, le chancre du 1er janvier 1878.

Obs. 54. — X..., boulanger, 27 ans (consultation). Cicatrice très nette au-dessous de la commissure labiale droite; dimension d'une pièce de 0,20 cent., début il y a deux ans, après trois semaines d'incubation. Un mois après, plaques muqueuses des amygdales et de l'anus; laryngite. Séjour de trois mois dans le service (pilules de Dupuytren, salsepareille, etc.). La cicatrice du chancre est légèrement bronzée, surtout à la périphérie.

Obs. 55. — X..., frappeur, 24 ans, Saint-Paul 3. Douleurs articulaires consécutives à une syphilis traitée à l'Antiquaille. Sur le reflet on retrouve la cicatrice du chancre syphilitique, lequel remonte à trois ans.

Obs. 56. — X..., tapissier, 32 ans, Saint-Michel, 4. Blennorrhée. Épididymite à bascule, siégeant à gauche sur la tête et à droite sur tout l'organe. Induration et cicatrice assez caractéristiques d'un chancre que le malade n'a pas remarqué, lequel siégeait en arrière du filet. Il dit avoir eu des plaques muqueuses il y a trois ans, accompagnées d'alopécie.

Obs. 57. — X..., manœuvre, 25 ans, Saint-Pierre, 7. Syphilis papulo-squameuse à forme circinée du tronc et des membres supérieurs. Sur le reflet, face dorsale et à droite du filet, on observe une légère teinte grisâtre qui résulte de chancres syphilitiques remontant à trois ans, suivis d'accidents et traités à l'Antiquaille.

Obs. 58. — X..., malade de la consultation gratuite de l'Antiquaille. Chancre syphilitique datant de trois ans, traité à la consultation par M. Horand pendant trois mois. Ce chancre a laissé sur le reflet à droite du filet une cicatrice blanche, large comme un pois; cette teinte se confond peu à peu sur les bords avec la muqueuse ambiante; elle offre un point cicatriciel au centre, d'où partent de petits rayons qui se dirigent vers la périphérie.

Obs. 59. — X..., peintre en bâtiments, 49 ans, St-Pothin, 2. Rétrécissement de la région membraneuse admettant une bougie filiforme. Plusieurs blennorrhagies antérieures: la première remonte à douze ans; durée un mois; une huitaine d'injections au sulfate de zinc; douleurs peu vives. La deuxième il y a quatre ans qui dura deux mois et demi, peu douloureuse; une dizaine d'injections au sous-nitrate de bismuth. Il y a trois ans et demi, chancre de la rainure qui a laissé une petite cicatrice blanche. Le malade avait vu deux femmes, l'une 25 jours, l'autre 10 jours avant; traité à l'Antiquaille, il se souvient d'avoir eu des boutons dans la bouche.

Obs. 60. — X..., apprêteur, 22 ans, Saint-Pierre, 15. Blennorrhagie (20), tumeur blennorrhagique de la bourse droite. Cicatrice sur le fourreau de la grandeur d'un pois, très régulièrement arrondie, un peu ovale, nettement limitée, pigmentée dans toute son étendue; pas de pigment à la périphérie. Elle résulte d'un chancre syphilitique traité, il y a quatre ans, dans le service (30 pilules de Dupuytren); il fut suivi de quelques plaques muqueuses à la gorge. Autre cicatrice sur la rainure résultant d'un deuxième chancre syphilitique contemporain du premier.

Obs. 61. — X..., chapelier, 32 ans, Saint-Pothin, 12. Syphilide pustulo-crustacée de la jambe gauche. Sur le gland on trouve la cicatrice très appréciable du chancre syphilitique. Sa largeur est celle d'une pièce de 0,50 centimes, un peu ovale, très nettement limitée sur ses bords; son fond est à un niveau inférieur au reste de la muqueuse et sa teinte légèrement foncée. Ce chancre remonte à quatre ans, suivi d'une roséole fugace et de plaques muqueuses du scrotum et de l'anus.

Obs. 62. — X..., camionneur (consultation). Chancre syphilitique datant de quatre ans, traité par M. Horand. Plaques muqueuses de la gorge. Impétigo du cuir chevelu ; traitement : salsepareille, pilules de Dupuytren. Sur le reflet, cicatrice blanche jaunâtre d'une longueur d'un centimètre, large d'un demi, disposée transversalement, non indurée ; se voit très bien en tirant le prépuce en arrière et en le laissant revenir sur lui-même.

Obs. 63. — X..., manœuvre, 43 ans, né au Bourg-d'Oisans (Isère), Saint-Paul, 17. Syphilide polymorphe des membres, ecthyma, tubercules. Cicatrice type du chancre du fourreau, blanche au centre, pigmentée à la périphérie. Syphilis transmise à sa femme par un nourrisson de Marseille ; l'enfant que celle-ci allaitait et qui était le deuxième fut infecté et a bien guéri ; elle en a eu deux autres morts, l'un à deux mois, l'autre à six mois.

Obs. 64. — X..., manœuvre, 21 ans, Saint-Paul, 5. Syphilide ulcéreuse de la cuisse gauche. Cicatrices blanches pigmentées à la circonférence résultant d'une affection analogue sur la cuisse droite et l'abdomen. Sur le gland, au niveau du méat, on observe la cicatrice du chancre syphilitique. C'est une perte de substance de la grandeur d'un petit pois. Ce chancre remonte à cinq ans et fut suivi d'accidents à la gorge. Mauvais renseignements sur le mode de contagion.

Obs. 65. — X..., cordonnier, 35 ans, Saint-Pierre, 3. Blennorrhagie ancienne récidivée ; tumeur blennorrhagique de la bourse droite ; noyau épididymaire gauche. Rachitisme ; syphilis antérieure. Chancre syphilitique sous-phimosis traité il y a six ans, à l'Antiquaille, par M. Dron, survenu après un mois d'incubation, suivi de plaques muqueuses buccales et anales. Sur le reflet, au niveau de la ligne médiane, on voit la cicatrice de ce chancre.

Obs. 66. — X..., tisseur, 48 ans, Saint-Jean, 5. Prurigo pédiculaire. Sur le reflet du prépuce, à droite du filet, on voit une cicatrice à peine visible, légèrement déprimée, d'un chancre syphilitique qui date de cinq à six ans. Ce chancre eut une incubation de quinze jours et s'accompagna de phimosis avec verge en battant de cloche. Traité à la consultation gratuite de l'Antiquaille par M. Dron (pilules de protoiodure).

Obs. 67. — X..., marchand ambulant, 49 ans, Saint-Bonaventure, 5. Chancres simples de la rainure. Rétrécissement ancien infranchissable. Sur le méat, on observe la cicatrice irrégulière d'un chancre syphilitique ancien qui a érodé cet organe. Son début remonte à six ans après une incubation de trois ou quatre semaines ; suivi trois semaines après de mal de gorge et de taches sur le corps.

Obs. 68. — X..., cultivateur, 39 ans, Saint-Pothin, 17. Syphilide pustulo-crustacée des jambes à forme circinée. Sur le reflet à gauche on retrouve la cicatrice du chancre ; elle a les dimensions d'une pièce de 0,20 cent., un peu ovale, allongée transversalement. Sa couleur rose pâle tranche assez nettement sur celle des tissus voisins ; elle se fond insensiblement avec eux vers sa périphérie. Cette cicatrice présente encore de l'induration. Le malade a eu son chancre en 1873 après une incubation qu'il ne peut préciser (25 ou 30 jours).

Obs. 69. — X..., voiturier, 46 ans, Firminy (Loire), Saint-Pothin, 1. Accidents tertiaires multiples ; perte de substance du lobule du nez ; perforation au-dessus de l'aile droite. Gomme du pharynx ayant détruit le voile du palais sur la ligne médiane et ulcéré la paroi postérieure du pharynx. Syphilide ulcéreuse de la jambe gauche avec nécrose du tibia en ce point. Cicatrices arrondies d'ecthyma syphilitique disséminées sur le tronc et les membres, limitées par une circonférence pigmentée ; on en trouve quelquefois de concentriques. Le gland présente la cicatrice d'un chancre phagédénique du méat, lequel s'ouvre au niveau du filet, ce qui donne au canal un léger degré d'hypospadias. Cette perte de substance du méat se continue avec une cicatrice linéaire du gland qui va jusqu'à la rainure. Cette cicatrice siège sur la lèvre gauche du méat et présente la forme d'une petite cavité qui logerait un pois ; elle empiète un peu sur la lèvre droite du méat. Sa forme en entonnoir permet de voir 1 centimètre du canal en arrière du méat. Ce chancre date de huit ans.

Obs. 70. — X..., ajusteur, 31 ans, Saint-Bonaventure, 3. Blennorrhagie (2e) Sur le reflet on voit une légère trace d'un chancre syphilitique survenu en 1872, suivi de plaques à l'anus et de quelques taches sur le tronc. Traité à l'infirmerie militaire par l'iodure de potassium.

Obs. 71. — X..., journalier, 32 ans, Saint-Michel, 13. Plaques muqueuses des lèvres et du menton. Quelques pustules d'ecthyma syphilitique sur les fesses, d'autres cicatrisées sur la jambe droite. Sur le filet, ou du moins à sa place, on voit la cicatrice du chancre syphilitique, lequel a entièrement détruit cet organe. A sa place on voit une dépression linéaire transversale qui se continue de chaque côté avec la rainure ; de la sorte, celle-ci n'est pas interrompue. Ce chancre a débuté il y a huit ans après huit ou dix jours d'incubation ; il fut traité à l'Antiquaille par M. Dron (pilules, salsepareille, bains).

Obs. 72. — X..., 24 ans, tisseur, Saint-Jean, 5. Kérato-conjonctivite double et iritis gauche de nature syphilitique. Sur le fourreau, cicatrice d'un chancre syphilitique, pigmentée surtout à la périphérie. Ce chancre fut contracté en 1871 et survint après vingt-cinq jours d'incubation. Il fut suivi de syphilide très apparente et d'alopécie.

Obs. 73. — X..., menuisier. Ulcère syphilitique situé au niveau de la malléole interne gauche et constitué par de petites ulcérations qui se sont réunies en une seule à bords circinés. Macules pigmentées sur la jambe à cicatrice centrale et résultant d'une syphilide pustulo-crustacée analogue. Le malade a contracté son chancre en 1871 ; trois semaines d'incubation ; phimosis inflammatoire ; gangrène limitée du prépuce, perforation et issue du gland par la fenêtre ; le malade s'aperçut alors que le gland lui aussi était perforé. Ce chancre térébrant s'est cicatrisé en quatre ou cinq mois ; adénopathie, céphalée, ganglions au cou. Plus tard, en 1876, régularisation du prépuce faite par M. Horand. Le malade a eu un chancre syphilitique qui a laissé une perte de substance du gland avec fistule urinaire dorsale.

Obs. 74. — X..., employé, 28 ans. Gomme de la luette : elle a disparu en partie ; déchiquetée ; voile du palais et piliers rouges. Sur le voile deux autres petites ulcérations très étroites, mais très profondes. Début trois mois; tache blonde suivie d'ulcération douloureuse. Chancre contracté en 1871. Il était dur au dire du malade; traité par un médecin militaire qui donna de l'alcool camphré, mais garda son avis sur la nature du chancre. Ce chancre a laissé une cicatrice blanche dans la rainure à droite.

Obs. 75 — X..., teinturier, 37 ans, Saint-Jean, 10. Blennorrhée; noyau épididymaire à gauche; tumeur blennorrhagique de la bourse droite. Le malade dit avoir eu un chancre de la rainure il y a neuf ans, contracté environ un mois avant son début; durée courte. Traité à l'Antiquaille (service de M. Gailleton), une dizaine de pilules de Dupuytren. Quelques plaques muqueuses dans la bouche, alopécie légère. Dans la rainure à gauche, cicatrice blanche arrondie du chancre syphilitique.

Obs. 76. — X..., cultivateur, 32 ans, Saint-Pierre, 4. Syphilis tertiaire du palais et des fosses nasales. Syphilide muqueuse : ulcération profonde de la lèvre supérieure, à fond anfractueux couvert de croûtes brunes; pilier postérieur gauche détruit en partie, il n'en reste qu'une languette filiforme. Syphilide cutanée des régions parotidienne et sous-maxillaire gauche à forme pustulo-crustacée, disposée en traînées demi-circulaires. Syphilide osseuse : perforation du palatum durum. Chancre contracté en 1870 à Colmar, mal traité en Prusse (10 pilules) suivi pendant deux ans de plaques muqueuses. Il siégeait au niveau du méat et a laissé une perte de substance assez sérieuse.

Obs. 77. — X..., tailleur d'habits, 30 ans, Saint-Pierre, 13. Induration du méat de nature indéterminée, gênant le passage de l'urine; ganglions inguinaux, un ganglion épitrochléen, engorgés; tous accidents probablement consécutifs à une blennorrhagie. Cicatrice au niveau du filet et provenant d'un chancre en 1870 qui fut traité par la liqueur de Van Swieten.

Obs. 78. — X..., passementier, 38 ans, Saint-Maurice, 3. Gomme du pharynx ayant détruit le bord libre du palais, la luette, les amygdales et les piliers postérieurs. Deux ulcérations sur la paroi pharyngienne postérieure. Deux plaques muqueuses du reflet du prépuce. Adénopathie. Testicule syphilitique double. Dans la rainure à gauche, cicatrice arrondie du chancre syphilitique; celui-ci remonte à 1870; incubation quinze jours.

Obs. 79. — X..., ouvrier en parapluies, 28 ans. Blennorrhée. Cystite du col. Sur le gland, on voit la cicatrice d'un chancre syphilitique. Elle est caractérisée par une petite dépression de la largeur d'un petit pois, blanchâtre et froncée comme le reste de la muqueuse du gland. Ce chancre date de 1870; suivi, un mois après, de plaques muqueuses de la gorge, du fourreau et de l'anus; traité à la consultation gratuite de l'Antiquaille (pilules de Dupuytren).

Obs. 80. — X..., chapelier, 34 ans, Saint-Bonaventure, 2. Chancres simples de la rainure du reflet et du filet terminés sans laisser la moindre trace de leur passage. Sur le gland, cicatrice typique d'un chancre syphilitique survenu en 1870.

Obs. 81. — X..., camionneur, 34 ans, Saint-Paul, 11. Blennorrhée; tumeur blennorrhagique de la bourse droite. Hypospadias. Le malade présente en outre la cicatrice d'un chancre syphilitique de la rainure avec légère induration. Ce chancre est survenu il y a dix ans; il fut suivi de plaques à la gorge et d'une syphilide; traité par M. Dron (50 pilules de Dupuytren).

Obs. 82. — X..., corroyeur, 43 ans, Saint-Augustin, 13. Eruption miliaire du tronc, vésiculeuse du pied droit. Sur le reflet, cicatrice d'un chancre syphilitique datant de dix ans, suivi d'accidents à la gorge et à la paume des mains; 50 pilules (M. Dron).

Obs. 83. — X..., polisseur sur métaux, 27 ans, Saint-Jean, 11. Mélitagre du menton et de l'oreille gauche. Sur la peau du fourreau on voit une légère cicatrice très apparente d'un chancre qui existait il y a dix ans; traité par M. Gailleton à l'aide de pilules. Cette cicatrice est arrondie, de la grandeur d'une pièce de 0,20 cent., à bords très nettement taillés à pic. Le centre est dépigmenté.

Obs. 84. — X..., garçon d'hôtel, 37 ans, Saint-Pothin, 10. Syphilis grave chez un alcoolique (1 litre d'absinthe par jour en Afrique). Onyxis syphilitiques de tous les doigts à forme humide. Plaques muqueuses buccales et scrofules. Syphilide postulo-crustacée. Chancre survenu il y a dix ans après une incubation de trois semaines. Le gland a été entièrement décapité. Le prépuce adhère au pourtour des corps caverneux.

Obs. 85. — X..., plâtrier, 35 ans, Saint-Paul, 14. Dactylite syphilitique du troisième orteil gauche; celui-ci a perdu ses deux dernières phalanges; sur la première, ulcération ayant l'aspect d'une plaie simple. Début 9 ans; désagrégation lente et graduelle des tissus absents. Cicatrices d'ecthyma sur les jambes. Le malade a eu en 1869 un chancre syphilitique qui a laissé sur le reflet une cicatrice blanche ; il fut suivi de plaques dans la bouche traitées par un pharmacien ! !

Obs. 86. — X..., marinier, 63 ans, Saint-Augustin, 11. Cicatrices blanches isolées, arrondies, discrètes sur les jambes. Il en existe d'autres sur la face interne de la cuisse gauche tout à fait caractéristiques, circinées, pigmentées à la périphérie (ecthyma). Sur le gland on observe deux cicatrices de chancres traités, il y a douze ou quatorze ans, à l'hôpital du Midi à l'aide de pilules (4 par jour). Ces cicatrices siègent l'une à droite du méat l'autre à gauche du filet, toutes deux sur le gland. Elles sont très nettement arrondies ; dimensions d'une pièce de 0,20 cent. Bords nettement délimités, comme tracés à l'aide d'un ciseau. Fond de couleur plus sombre que la muqueuse ambiante, aplati, lisse, sans aucune espèce d'induration ; couleur légèrement verdâtre. Quelques petites élevures disséminées sur ce fond.

Obs. 87. — X..., manœuvre, 31 ans, Saint-Pothin, 17. Glossite tertiaire. Syphilide pustulo-crustacée. Cicatrice d'un chancre de la rainure datant de quinze ans. Peu amélioré par l'iodure ; amputation partielle de la langue avec l'écraseur de Chassaignac. Diagnostic confirmé par l'examen histologique.

Obs. 88. — X..., menuisier, 55 ans, Saint-Bonaventure, 11. Rétention d'urine par suite de parésie vésicale. Insuffisance et rétrécissement aortiques. Il présente sur la rainure à droite la cicatrice arrondie d'un chancre syphilitique. Ce chancre remonte à dix-neuf ans ; il guérit en quarante jours à l'Antiquaille ; traitement (liqueur de Van Swieten dans du lait pendant ces quarante jours, M. Rodet). Alopécie à cette époque. Un peu plus tard, affection cutanée siégeant à la jambe droite et traitée par M. Rodet avec la pommade de coaltar. Quatre enfants, dont deux mort-nés.

Obs. 89. — X..., teinturier, 39 ans, Saint-Paul, 19. Éruption polymorphe surtout eczémateuse, suite de gale. Hémiplégie syphilitique droite et faciale avec aphasie en 1865, considérablement améliorée par l'iodure de potassium; douleurs articulaires du même côté; gomme de la voûte palatine en 1860 avec perforation; autoplastie du palatum durum en 1865, pratiquée par M. Ollier; plein succès. Chancre syphilitique il y a vingt ans, siégeant sur le filet; celui-ci a été détruit.

Obs. 90. — X..., tisseur, 66 ans, Saint-Augustin, 12. Prurigo pédiculaire. Ulcère de jambe. Leucoma de la cornée avec incrustation plombique. Scoliose. Kyste de l'épididyme. Cicatrice d'un chancre syphilitique qui a détruit le filet; traité en 1860 par M. Rodet (45 pilules).

Obs. 91. — X..., boucher, 43 ans, Saint-Paul, 14. Syphilome du filet à forme cancroïdale. Sur le gland, à gauche du filet, on observe une petite cicatrice arrondie, résultat d'un chancre syphilitique survenu il y a vingt ans après un mois d'incubation. Syphilis transmise à sa femme. Cinq enfants sur six morts de syphilis héréditaire.

Obs. 92. — X..., consultation. Cicatrice arrondie dans la rainure, large comme une pièce de 0,20 cent.; chancre datant de vingt ans, survenu après huit jours d'incubation et suivi de plaques muqueuses de la bouche. Syphilide palmaire et plantaire à cette époque (100 pilules de Ricord, salivation).

Obs. 93. — X..., terrassier, 52 ans, Saint-Jean, 12. Ecthyma des jambes consécutif à une gale. Chancre syphilitique du reflet en 1856 ayant laissé une petite cicatrice blanche arrondie; survenu deux ou trois semaines après un coït; traité à l'Antiquaille (bains, liqueur de Van Swieten); deux mois de séjour; accidents généraux très peu marqués.

Obs. 94. — X..., garçon de peine, 52 ans, Saint-Bonaventure, 9. Gommes de la région sternale. Ostéite du troisième métacarpien droit. Tuberculose des deux sommets. Paralysie du bras droit il y a quatorze ans et ayant guéri par l'iodure de potassium après une durée de vingt mois. Chancre syphilitique il y a vingt-quatre ans et ayant laissé dans la rainure une tache pigmentaire assez prononcée.

Obs. 95. — X..., cordonnier, 47 ans, Saint-Paul, 10. Psoriasis inveterata mis en évolution par la syphilis. Le malade présente sur le reflet du prépuce à droite du filet la cicatrice très nette d'un chancre syphilitique. Elle est arrondie, légèrement déprimée et surtout visible lorsqu'on ne tiraille pas le prépuce. Ce chancre remonte à vingt-quatre ans, survenu après une incubation de dix jours; suivi un mois après de syphilide papuleuse, de plaques muqueuses à l'anus et à la langue; traité en Angleterre (pilules de protoiodure).

Obs. 96. — X..., menuisier, 60 ans. Ulcères variqueux de jambe. Dans la rainure à droite, cicatrice d'un chancre syphilitique survenu il y a vingt-cinq ans après une incubation de quinze jours.

Obs. 97. — X..., tisseur, 46 ans, Saint-Jean, 11. Ecthyma syphilitique des jambes; cicatrices blanches au centre, pigmentées à la périphérie; un groupe disposé en fer à cheval. Sur le reflet du prépuce à droite on observe la cicatrice très visible et caractéristique du chancre syphilitique ; elle est un peu ovale, de même couleur que les tissus voisins, mais déprimée dans toute son étendue. Toutefois ses bords sont légèrement pigmentés. Ce chancre date de vingt-cinq ans ; accidents.

Obs. 98. — X..., plâtrier-peintre, 53 ans, Saint-Bonaventure, 15. Rétrécissement uréthral, tumeur urineuse. Catarrhe pulmonaire. Testicule syphilitique double, surtout le droit qui est atrophié, pierreux ; l'épididyme est confondu avec le testicule, surtout vers le corps d'Hygmore. La gauche présente une augmentation de volume et des épaississements de l'albuginée. Trois petites cicatrices blanches sur la lèvre gauche du méat et deux dans la rainure provenant de chancres syphilitiques qui remontent à 1849.

Obs. 99. — X... Cette observation est relative à une femme traitée aux Chazeaux pour une syphilis tertiaire ancienne et chez laquelle notre excellent ami et collègue M. Noël Coulomb, interne du service, nous pria de chercher la trace du chancre. Voici ce que nous constatâmes : accidents tertiaires graves ; ecthyma syphilitique et syphilide ulcéreuse des jambes et de la face. Sur le côté gauche du capuchon, la malade, d'ailleurs intelligente, montra la trace de son chancre ; il fut contracté en 1848 dans une maison de Romans. On voit une dépression légèrement brunâtre au niveau de laquelle la muqueuse n'offre pas ses caractères normaux, surtout si on la compare du côté opposé. Elle est ridée et terne. Cette trace est visible à distance.

Obs. 100. — X..., concierge, 79 ans, Saint-Augustin, 8. Engorgement prostatique. Hypospadias. Petite exostose de la fourchette sternale remontant à deux ans. On voit sur le gland la cicatrice d'un chancre syphilitique traité, il y a *quarante-cinq* ans, par M. Baumès avec la liqueur de Van Swieten. Cette cicatrice a un aspect très caractéristique. Ses bords sont taillés nettement. Son fond est plat, un peu irrégulier et de teinte un peu plus sombre que le reste du gland. Sa surface présente de petites papules en miniature. Pas la moindre trace d'induration. Souplesse normale des tissus sous-jacents.

DEUXIÈME PARTIE

Les cent observations qui viennent d'être relatées sont celles qui faisaient l'objet de notre premier mémoire. Elles ont été disposées avec un certain ordre. Les premières sont des cas de syphilis récentes; les dernières portent soit sur des syphilis tardives, soit sur des sujets guéris de la syphilis, mais entrés à l'hôpital pour des affections indépendantes de cette diathèse. Dans ce dernier cas, le traitement institué au moment des accidents par des spécialistes autorisés, est un criterium suffisant de l'existence antérieure de la syphilis.

Ainsi que nous le disions dans nos préliminaires, nous avons observé, depuis l'apparition de notre mémoire, un nombre assez grand de syphilis tertiaires, tant à l'Hôtel-Dieu qu'à l'Antiquaille; nos collègues des hôpitaux ont eu maintes fois l'obligeance de nous montrer ces divers cas dans leurs services de chirurgie. D'ailleurs, de tout temps on a traité à l'Hôtel-Dieu des syphilis tertiaires en nombre assez considérable. Ce n'est que depuis les nouveaux règlements de l'administration hospitalière, élargissant le cadre d'admission des malades à l'Antiquaille, que leur nombre diminuera à l'Hôtel-Dieu.

Mais jusqu'ici on aurait pu poser ce principe, c'est qu'il n'est pas de chef de service à l'Hôtel-Dieu qui n'ait en moyenne un syphilitique tertiaire parmi ses malades. Ainsi donc, nous allons continuer la série de nos observations.

Obs. 101. — X..., étudiant en droit, a eu il y a six ans un chancre syphilitique de la lèvre inférieure siégeant sur la moitié gauche de sa face muqueuse. A la suite de ce chancre, il a eu quelques plaques muqueuses des amygdales et une syphilide assez abondante. Le traitement a été dirigé par M. Laroyenne, alors chirurgien en chef de la Charité ; il a consisté en l'emploi de l'iodure de potassium d'abord pendant une période assez longue, puis à intervalles séparés. Le malade n'a pas été soumis au traitement mercuriel. Depuis lors il n'a eu aucun accident et il présente toutes les apparences d'une santé parfaite. Un jour, il lui tomba sous la main un exemplaire de notre mémoire et sur-le-champ il s'empressa de nous montrer sur sa lèvre la trace très manifeste de son chancre. C'est une légère dépression arrondie de la muqueuse ; elle offre là une pâleur assez notable et un aspect cicatriciel au centre.

Obs. 102. — X..., employé d'octroi, entre à l'Hôtel-Dieu, salle Saint-Philippe, service de M. le professeur Desgranges, pour une hydrocèle de la bourse droite, mais symptomatique. Outre les caractères propres à l'épanchement liquide, qui d'ailleurs n'est pas très abondant, on peut, grâce à la très légère tension de la vaginale, apprécier l'état du testicule. Celui-ci est un peu augmenté de volume, dur, de consistance ligneuse, comme oclérosé. L'épididyme est entièrement confondu avec lui. Au surplus, le malade raconte qu'il eut il y a 8 ans un chancre de la rainure survenu après 25 jours d'incubation et traité à l'hôpital militaire de Lyon. Ce chancre fut suivi de quelques boutons sur les flancs. M. Desgranges porta le diagnostic de testicule syphilitique avec hydrocèle symptomatique, et le traitement vint le justifier. En effet, à la suite de l'emploi pendant un mois de l'iodure de potassium *intùs*, le testicule revint à peu près complètement à ses proportions normales sans intervention chirurgicale. Ce malade présentait la trace très évidente de son chancre; c'était une petite cicatrice déprimée, siégeant dans la rainure.

Obs. 103. — X..., cultivateur, entre à l'Hôtel-Dieu, salle Saint-Joseph, pour une gomme du voile du palais. L'affection remonte à deux mois. A cette époque, la luette se mit à augmenter de volume; la tumeur s'ouvrit peu à peu, s'ulcéra et amena une perte de substance occupant la ligne médiane du voile, y compris la luette. Sur la face postérieure du pharynx on observait une légère ulcération recouverte d'un enduit muco-purulent. Le malade raconta qu'il eut, dix ans auparavant, un chancre du gland survenu après deux ou trois semaines d'incubation et traité à l'hospice du Gros-Caillou, à Paris. On usa probablement de la liqueur de Van Swieten. Quelque temps après, syphilide du tronc. Actuellement, on observe sur le gland une cicatrice déprimée assez profonde, visible à distance.

Obs. 104. — X..., jardinier, est entré à l'Hôtel-Dieu, salle Sainte-Marthe, pour une hydarthrose du genou droit. Quelques jours après son entrée, il attire notre attention sur une éruption dont il vient de s'apercevoir. Nous lui trouvons sur la face postérieure du tronc, au niveau des épaules et dans la région lombaire, une série de papulo-tubercules disposés par groupes très nettement circinés. Ils forment tantôt des demi-cercles, tantôt des cercles presque complets. A leur surface, on trouve de légères squames et quelques-uns présentent une collerette épidémique. En somme, il s'agit d'un accident secondo-tertiaire. Nous interrogeons alors le malade sur son accident primitif. Il nous montre à la racine de la verge une cicatrice arrondie, pigmentée à sa circonférence, laquelle résulte d'un chancre contracté il y a 6 ans et traité à l'Antiquaille par M. Dron. Ce chancre fut suivi d'une syphilide confluente qui occupait le tronc et la face.

Obs. 105. — X..., terrassier, âgé de 28 ans, est entré à l'Hôtel-Dieu, service de M. Mollière, pour un testicule syphilitique avec hydrocèle symptomatique. Ce testicule est dur, pierreux, un peu augmenté de volume. L'épididyme est confondu avec la glande. Ce malade a eu il y a 5 ans un chancre syphilitique de la peau du prépuce; il était survenu après 15 jours d'incubation et fut suivi de quelques boutons sur les flancs. Aujourd'hui on observe une cicatrice très nette, blanche au centre, pigmentée à la périphérie.

Obs. 106. — X.., manœuvre, 44 ans, entre à l'Antiquaille pour un ulcère syphilitique de la jambe droite avec oczema périphérique. Il siège au tiers inférieur de la jambe droite; l'ulcération est superficielle, irrégulière; le fond grisâtre; il suppure abondamment. Grandeur d'une pièce d'un franc. Macules fauves sur le tronc consécutives à une syphilide survenue il y a 8 ans. Sur le reflet du prépuce, face dorsale et un peu à droite on trouve la cicatrice blanche déprimée, présentant encore de l'induration, de son chancre survenu il y a 18 ans; il s'accompagna de bubon suppuré dans l'aine droite où l'on voit une cicatrice. Ce chancre était survenu après 3 semaines d'incubation. Le malade eut à la suite mal à la gorge quelquefois. Il présente encore un engorgement de ses ganglions épitrochléens et cervicaux latéraux.

Obs. 107. — X..., charpentier, 40 ans, entre à l'Antiquaille pour des gommes du canal avec albuminurie. A la palpation on sent sur toute la partie inférieure du canal depuis la fosse naviculaire jusqu'à la portion membraneuse inclusivement, une série de tumeurs arrondies, dures, qui se touchent dans certains points de façon à former un cordon moniliforme ; elles sont indolentes et adhèrent aux parois inférieures et latérales du canal. La peau est mobile sur elles. Le malade présente en outre un rétrécissement de l'urèthre consécutif à une blennorrhagie ancienne, et deux fistules urinaires. Le sommet du gland et le méat sont déformés, aplatis et même détruits en partie. Ces désordres survinrent à la suite d'un chancre contracté en 1870 à Kullembourg (Hollande). Blennorrhagie 3 jours après le coït impur ; chancre 1 mois après.

Obs. 108. — X..., tulliste, 31 ans, entre à l'Antiquaille pour une syphilis tertiaire. L'accident primitif siégeait sur le méat où l'on voit encore une petite cicatrice légèrement déprimée et ayant considérablement rétréci cet orifice. Sur le gland plusieurs plaques arrondies, lisses, rouges, consécutives à des plaques muqueuses. Légère lymphite dorsale de la verge. Papules humides circinées sur les bourses. Plaques muqueuses de la lèvre inférieure et de la langue. Au niveau de la malléole interne gauche, ulcération peu étendue, à bords taillés à pic ; fond anfractueux, grisâtre ; tout autour, aréole rouge violacé. Le chancre du méat est survenu en 1876, soigné d'abord par M. Dron, puis par M. Horand (salsepareille, etc.). A la suite, plaques muqueuses de la bouche ayant nécessité deux séjours à l'Antiquaille.

Obs. 109. — X..., chiffonnier, 68 ans, entre à l'Antiquaille pour un octhyma syphilitique de la jambe gauche. On voit 6 ou 7 petits ulcères dont le diamètre varie entre celui d'une pièce d'un franc et celui d'une pièce de 5 francs. Bords peu élevés ; fond rouge. Cet homme présente sur le limbe à droite la cicatrice d'un chancre contracté il y a 40 ans et soigné à la consultation de l'Antiquaille (salsepareille, etc.). Il affirme qu'il était induré.

Obs. 110. — X..., terrassier, 63 ans, entre à l'Antiquaille pour une syphilis tertiaire. Sur la jambe et le pied gauches syphilide pustulo-crustacée ; croûtes jaunâtres sèches, adhérentes ; plusieurs ulcérations taillées à pic ; gomme sur la jambe formant une tumeur rouge sombre, non adhérente aux parties profondes. Sur le dos du pied, surface rouge, cicatricielle, recouverte en partie de croûtes lamelleuses et présentant de distance en distance de petits trajets fistuleux borgnes. Sur la rainure à droite, large circatrice empiétant sur le gland et le reflet du prépuce qui ont été en partie détruits. Cette cicatrice est irrégulière, de coloration blanchâtre, taillée comme à l'emporte-pièce. Ce chancre fut soigné en 1840 à l'hôpital militaire de Lyon. Le malade se plaint actuellement de céphalée frontale et occipitale et de douleurs ostéocopes dans la jambe gauche. En 1872, paraplégie subite sans perte de connaissance, pour laquelle le malade resta 18 mois à l'Hôtel-Dieu. Les gommes de la jambe remontent à 3 mois.

Obs. 111. — X..., ajusteur, 35 ans, entre à l'Antiquaille pour une blennorrhagie. Il présente à droite du méat une cicatrice déprimée, lenticulaire, consécutive à un chancre syphilitique survenu en 1868. Au tiers inférieur de la jambe droite on observe deux petites cicatrices d'ecthyma syphilitique, déprimées et blanches au centre, pigmentées à la circonférence. Le chancre fut traité à l'hôpital de Besançon (4 ou 5 pilules par jour). Il était dur, au dire du malade. Il avait eu 8 jours d'incubation.

Obs. 112. — X..., tourneur en bois, 28 ans, présente au niveau de la partie inférieure du méat une cicatrice déprimée, consécutive à un chancre survenu il y a 12 ans. Rougeur de l'isthme du gosier. Teinte opaline de l'amygdale droite. Ganglions épitrochléens droits, sous-maxillaires, cervicaux latéraux engorgés. Il y a 12 ans, le malade eut des chancres multiples situés sur le filet, la face inférieure du gland et les parties voisines de la rainure. Inoculation positive sur la cuisse gauche. Durée des chancres, un mois et demi. Celui qui a laissé une cicatrice était dur et persista plus longtemps que les autres. Il fut traité par des pilules.

Obs. 113. — X..., peintre, 39 ans. Syphilis remontant à 7 ans. L'accident primitif siégeait sur la rainure et à droite ; on retrouve encore en cette région une petite cicatrice blanche légèrement pigmentée ; la rainure est également un peu effacée à ce niveau. Sur la partie inférieure de la jambe droite, face interne, on voit des macules fauves consécutives à une syphilide survenue en 1873. Chancre syphilitique en 1872. Pas de commémoratifs précis. Durée un mois. Premier séjour à l'Antiquaille (une pilule, tisane saponaire, M. Dron).

Deuxième séjour à la fin de 1872 pour des plaques muqueuses. Troisième séjour en 1877 pour des plaques muqueuses de la bouche et un psoriasis syphilitique palmaire et plantaire (iodure de potassium, salsepareille, M. Horand).

Obs. 114. — X..., manœuvre, 40 ans, présente sur la face externe des cuisses et des jambes des macules fauves ne disparaissant pas à la pression et consécutives à une syphilide acnéique. En 1861, chancre syphilitique du fourreau, face gauche, traité à l'Antiquaille par M. Rollet. Ce chancre a laissé sur le fourreau une cicatrice blanche avec exagération de la pigmentation périphérique. A la suite, le malade eut des plaques muqueuses labiales, roséole et syphilides du tronc. Traitement : tisane salsepareille, pilules, bains de sublimé. Sorti au bout de 50 jours ; mais les syphilides persistèrent jusqu'en 1870 et le malade ne fit aucun traitement.

Obs. 115. — X..., terrassier, 57 ans, entre à l'Antiquaille pour une syphilide tuberculeuse de la face et des ulcères syphilitiques de la jambe droite. Le lobule et les ailes du nez sont détruites, ainsi que la moitié de la cloison. Le reste du nez est recouvert d'une peau rouge, luisante, légèrement saillante. Sur la ligne médiane du nez, croûte sèche, brune ; aspect en cœur de l'orifice nasal. Sur les joues, tubercules rouges discrets, saillants, recouverts de croûtes grises. Sur la paupière supérieure gauche, vers la région sourcilière, du même côté, les tubercules sont confluents. Au niveau de la bosse nasale et de la partie moyenne du front, ils forment une plaque irrégulièrement triangulaire, à base supérieure et recouverte de croûtes. Rien dans la bouche. Aspect cicatriciel du pharynx. La face postérieure du tronc est marbrée par de larges pustules ecthymateuses et des taches brunes résultant d'une éruption analogue. Sur la jambe droite, trois ulcères de la grandeur d'une pièce de 1 franc, irréguliers, recouverts de croûtes noirâtres. Cicatrice blanche, lisse, dans la rainure et à gauche du filet avec accumulation de pigment à la périphérie. Elle résulte d'un chancre syphilitique survenu en 1851 après 8 à 10 jours d'incubation. Traité par Ricord (salsepareille, etc.). En 1870, hémiplégie droite; paralysie complète pendant 3 semaines. Depuis ce moment, affaiblissement progressif de la vue avec légére opacité ducristallin. Fréquemment, douleurs sourdes dans les membres inférieurs.

Obs. 116. — X..., tisseur, 40 ans. Cicatrice de chancre syphilitique sur la face gauche du fourreau, près de la racine de la verge. Elle est allongée dans le sens transversal, avec plissement de la peau et irrégularité de la pigmentation; car on voit des zones noirâtres à côté d'autres points blancs dépigmentés. Le chancre survint il y a 3 ans. A cette époque, séjour à l'Antiquaille pour des plaques muqueuses de l'anus, de la bouche et des douleurs très vives dans les deux épaules (tisane de salsepareille, pilules de Dupuytren). Puis il eut plusieurs fois et récemment encore des plaques muqueuses de la gorge.

Obs. 117. — X..., armurier, 52 ans, entre à l'Antiquaille pour un psoriasis généralisé. Sur la face inférieure du gland, il présente la cicatrice d'un chancre ayant détruit toutes les parties molles. Elle est profondément déprimée et s'ouvre dans la fosse naviculaire, de telle sorte que l'urine sort à la fois par le méat et par l'ouverture cicatricielle. Ce chancre survint en 1850. Au tiers inférieur de la jambe droite, on voit une cicatrice blanche au centre, noire à la périphérie, provenant d'une syphilide ulcéreuse qui dura 3 mois.

Obs. 118. — X..., teinturier, 25 ans, entre à l'Antiquaille pour une blennorrhagie avec épididymite. Il présente la cicatrice d'un chancre du méat de nature syphilitique, datant de 5 ans. Nécrose d'une partie de la mâchoire supérieure. Sur les membres inférieurs, on observe des taches brunes cicatricielles, paraissant résulter d'une syphilide ecthymateuse. Le chancre fut traité à l'Antiquaille (tisane de salsepareille, 260 pilules de Dupuytren). Un an après, la nécrose du maxillaire y fut également traitée (iodure de potassium).

Obs. 119. — X..., plâtrier, 37 ans, entre à l'Antiquaille pour une ostéo-périostite syphilitique du tibia droit. Les téguments sont le siège d'une légère rougeur avec élévation de température et léger empâtement, douleur assez vive à la palpation. Gonflement assez appréciable du tibia, à la partie moyenne de sa face interne. Douleurs assez vives dans la jambe droite, devenant plus fortes pendant la nuit et s'accompagnant d'élancements intolérables. Début de cette manifestation il y a plus d'un an. Les phénomènes d'inflammation subaiguë auraient débuté seulement il y a 8 mois. Depuis un an, du reste, alternatives d'amélioration sous l'influence d'un traitement à l'iodure de potassium (1 à 4 grammes par jour) institué par un médecin des Charpennes. Le malade a eu son chancre sur le limbe, il y a dix ans; il dura 1 mois 1/2. *Sa cicatrice a laissé un phimosis irréductible.* Ce chancre fut traité à l'hôpital militaire de Rennes (1 à 2 pilules par jour). Deux ans après le chancre, céphalalgie pendant six mois. Il y a deux ans, éruption sur la cuisse gauche et la jambe droite, ayant présenté les caractères d'une syphilide pustulo-crustacée. Elle a laissé des cicatrices blanches, déprimées, avec quelques points pigmentés. Durée trois mois, malgré des pommades.

Obs. 120. — X..., cultivateur, 42 ans, entre à l'Antiquaille pour une syphilis tertiaire. Sur la face antérieure et le bord interne de l'avant-bras droit, la peau est le siège d'une syphilide pustulo-crustacée assez irrégulière. Les téguments, d'une couleur violacée, sont le siège d'une tuméfaction inégale; ici on constate des saillies, là des dépressions plus ou moins accentuées. En outre, ces parties offrent des ulcérations de forme et de grandeur variables, les unes petites et arrondies, les autres allongées et irrégulières. Ces ulcérations ont un fond grisâtre suppurant assez abondamment, des bords taillés à pic. Elles sont quelquefois recouvertes de croûtes arrondies, au-dessous desquelles se trouvent des ulcérations arrondies mais petites et le plus souvent peu profondes. Ailleurs, on a affaire à de véritables abcès sous-épidermiques. Dans la périphérie et vers la région épitrochléenne droite on retrouve des cicatrices irrégulières, fortement pigmentées à la périphérie. Sur l'épicondyle droit, tumeur violacée, arrondie, saillante, avec plusieurs orifices par où se fait un suintement séro-purulent. A gauche de la partie inférieure du sternum, éruption à forme tuberculeuse, offrant la figure d'un ovale très allongé dans le sens transversal. Le centre est déjà cicatrisé et ce n'est qu'aux deux pôles qu'on retrouve encore des saillies violacées, dures, légèrement érodées à leur sommet. Ganglions inguinaux, sous-maxillaires engorgés. Sur le feuillet cutané du prépuce, face dorsale, cicatrice du chancre datant de 1863 et caractérisée par une pigmentation périphérique assez accusée, le centre de la cicatrice étant un peu plus blanc que les parties environnantes. Ce chancre survint après une incubation de quinze jours. Il fut traité à l'hôpital militaire de Rouen par un médecin civil (une cuillerée à café de liqueur de Van Swieten, vin aromatique, bains). Début des accidents actuels il y a deux ans et demi, dans l'ordre suivant : avant-bras, puis ganglion épitrochléen, puis région sternale. Il y a trois ans, douleurs nocturnes dans toutes les articulations pouvant se rapporter plutôt à la syphilis qu'à l'arthritis.

Obs. 120. — X..., cordonnier, 27 ans, entre à l'Antiquaille pour une blennorrhée avec cystite du col. Il présente une syphilide palmaire datant de 3 mois, caractérisée par des papules au niveau de la paume de la main, surtout de la droite, avec chute de la couche cornée, et par des rhagades au niveau des plis articulaires des doigts. A la racine de la verge, face dorsale, on voit la cicatrice du chancre syphilitique, lequel date d'un an et demi. Il fut traité par M. Rodet (6 pilules et sirop). Deux mois apres le chancre, plaques muqueuses de l'anus et de la gorge. Accidents mercuriels au moment de l'administration des pilules.

Obs. 121. — X..., mégissier, 42 ans, entre à l'Antiquaille pour un psoriasis généralisé et pour une périostose syphilitique du tibia, de l'humérus et de la clavicule. Tuméfaction indolente de l'extrémité externe de la clavicule gauche, de l'extrémité inférieure de l'humérus et de tout le tibia du même côté. Chancre syphilitique du filet au Mexique en 1862, ayant laissé une cicatrice produite par la destruction de ce ligament.

Traitement, 40 à 50 pilules, sirop, liqueur, iodure de potassium. Pas de manifestations consécutives signalées. Actuellement, douleurs ostéocopes.

Obs. 122. — X..., marchand forain, 52 ans, entre à l'Antiquaille pour une pellagre. Il présente sur les deux jambes des cicatrices blanches au centre, pigmentées à la périphérie, souples et non adhérentes, résultant d'un octhyma syphilitique. On voit la cicatrice d'un chancre syphilitique du filet, contracté il y a vingt-cinq ans à New-York, et traité par M. Ricord à l'hôpital du Midi (pilules de protoiodure). Quelque temps après, plaques muqueuses (iodure de potassium).

Obs. 123. — X..., concierge, 63 ans, entre à l'Antiquaille pour une paralysie syphilitique de la troisième paire, plus prononcée à droite. A droite, le globe oculaire a perdu la faculté de se mouvoir en dedans, en haut et en bas; il a conservé les mouvements en dehors et un léger mouvement de rotation en haut et en dehors. La paupière supérieure de ce côté ne peut se relever comme à l'état normal. La pupille a conservé quelques mouvements; elle est cependant plus dilatée qu'à l'état normal et très paresseuse. Du côté gauche, la paupière supérieure ne peut également se relever; les mouvements du globe oculaire se font encore dans tous les sens; mais la pupille est plus dilatée que celle de droite; elle a perdu presque tous ses mouvements. Diplopie. L'acuité visuelle est normale; cependant les papilles optiques sont plus blanches qu'à l'état habituel, et l'on trouve, sur le bord interne de la papille gauche, une accumulation de pigment noirâtre, peu considérable, il est vrai, mais qu'on ne rencontre pas habituellement. Aucun trouble de la sensibilité des paupières, de la cornée, du globe oculaire. Sensibilité palmaire et plantaire un peu émoussée. Sur le limbe du prépuce, cicatrice d'un chancre syphilitique, datant de vingt-trois ans, traité par tisanes et pilules; quelque temps après, mal de gorge et plaques muqueuses à l'anus.

CHAPITRE III

DESCRIPTION DE LA TRACE DU CHANCRE

Dans cette longue série d'observations nous avons négligé les détails de la maladie elle-même pour nous porter sur le sujet qui nous occupe, le chancre. Ces observations roulent sur des cas de chancres simples, de syphilis récentes et de syphilis anciennes. Si nous avons publié des cas de syphilis récentes, c'est pour montrer ce que devient le chancre cicatrisé dans les mois qui suivent sa guérison. Nous aurions voulu multiplier les exemples de chancres simples; nous aurions désiré, nous appuyant sur un nombre plus considérable de faits, démontrer encore mieux, que le chancre simple, lorsqu'il n'est ni phagédénique ni serpigineux, et qu'il ne résulte pas d'une inoculation cutanée, ne laisse pas de cicatrice. Mais le chancre simple tend à devenir de plus en plus rare, bien qu'il ait subi dans ces dernières années une légère recrudescence et qu'il se superpose souvent au chancre infectant (chancre mixte). Les cas que nous en avons publiés et qui sont confondus dans cette série d'observations sont assez démonstratifs. D'ailleurs, la recherche minutieuse de cicatrices ou de traces même légères sur tous les malades (vénériens ou dartreux) qui se sont succédé dans le service pendant ce semestre, — et leur nombre est considérable, — prouve surabondamment que le chancre simple ne laisse pas de cicatrice. En effet, ils ont presque tous traversé la période où florissait le chancre simple, nous parlons des années

1870 et 1871. Comment se fait-il que nous n'ayons trouvé de traces de chancres que chez des individus porteurs d'accidents tertiaires ou traités pour la syphilis par d'habiles spécialistes et localisant très bien, après interrogation minutieuse, leur accident primitif sur la trace en question ?

Nous allons donc jeter un coup d'œil d'ensemble sur cette marque indélébile du chancre syphilitique, avec la physionomie différente qu'elle nous a présentée suivant l'organe et le tissu. Le chancre a siégé sur le reflet du prépuce, le filet, le gland et le méat, les lèvres, le fourreau et la peau : sa trace a varié d'aspect suivant chacun de ces sièges différents. Quel type a-t-elle affecté suivant chacun d'eux ? C'est ce que nous allons étudier dans les paragraphes suivants.

Trace du chancre sur le reflet du prépuce et la rainure. — Si nous avons, dans ces considérations générales, évité d'employer le terme de cicatrice pour lui substituer celui de trace indélébile, d'indice de marque, c'est que nous avions en vue les chancres infectants du reflet. C'est à eux surtout que s'adressent les recherches des histologistes modernes ; c'est pour eux qu'on a pu dire que le véritable siège anatomique du chancre syphilitique est la partie superficielle du derme muqueux, peut-être le réseau lymphatique. Ils offrent presque tous une induration cartilagineuse bien caractéristique et une ulcération extrêmement superficielle, une simple érosion. Il s'agit plutôt d'une tumeur exulcérée que d'un véritable chancre, dans le sens primitif du mot. Aussi les écoles syphiligraphiques de l'Italie ont-elles raison d'appeler le chancre syphilitique un syphilome. En effet, il n'y a pas autre chose qu'un infiltrat spécial siégeant au-dessous de la couche épithéliale. Avec les auteurs nous admettons donc que, dans un certain nombre de cas, les chancres syphilitiques du reflet ne laissent pas de cicatrice avec production de tissu inodulaire. Le derme muqueux n'a pas subi de destruction ; il n'a donc pas à passer par les phases du tissu embryonnaire pour aboutir au tissu fibreux. Mais ce que nous soutenons, c'est que le chancre de cette région, sans laisser toujours de cicatrice, laisse une trace indélébile de son existence, une modification quelconque dans l'aspect et les caractères de la muqueuse à ce niveau. Le processus du chancre a évolué ; mais les rapports de l'épithélium avec les tissus sous-jacents se sont modifiés pour toujours. Peut-être s'agit-il d'une adhérence plus intime, d'un tassement plus marqué de la muqueuse en ce point.

Dans les cas où nous n'avons pas trouvé de cicatrice véritable, nous avons observé une dépression légère arrondie ou ovalaire, au niveau de laquelle la muqueuse diffère par son aspect de la muqueuse ambiante, tantôt elle est plus lisse, tantôt le ton de la coloration est simplement modifié. Quelquefois cette dépression manque, et alors c'est seulement une variation de nuance qui permet de reconnaître l'existence d'un chancre antérieur. Cette recherche demande à être faite minutieusement ; il faut y regarder de près. Souvent on est obligé de recourir à une sorte d'artifice : la muqueuse déplissée ne laisse rien voir d'anormal ; mais si, après avoir retiré le prépuce en arrière, on le laisse revenir sur lui-même spontanément, on voit en ne se plaçant pas trop près une région assez nettement arrondie ; la muqueuse y est un peu plus rouge, d'autres fois plus pâle, un peu plus ridée ou un peu plus déplissée ; et cette modification permet à un œil exercé de reconnaître, avant d'avoir interrogé le malade, le siège exact d'un chancre remontant à de nombreuses années. Ces cas ne sont pas rares; mais souvent aussi les signes sont plus accusés, la dépression plus prononcée et très visible à distance. Le cas relaté à l'obs. 97, et que nous avons encore sous les yeux, est à ce sujet pleinement démonstratif.

Quant aux chancres de la rainure, ils tiennent de ceux du reflet et de ceux du gland. Quelquefois ils se bornent à une simple trace, au niveau de laquelle la muqueuse change légèrement d'aspect. Mais, dans le plus grand nombre des cas, ils laissent une fine cicatrice blanche très superficielle et très petite. Au contraire, les chancres simples non compliqués que nous avons observés dans cette région n'ont pas laissé la moindre trace.

Trace du chancre sur le filet. — Les chancres syphilitiques de cet organe ont une certaine tendance à devenir serpigineux ou tout au moins à prendre des dimensions notables. Cela paraît dû aux tiraillements fréquents dont il est le siège. En effet, les malades porteurs de chancre du filet cherchent souvent à le découvrir, soit qu'ils veuillent en constater les progrès ou la marche, soit qu'ils fassent des applications aussi variées que souvent intempestives. Seuls sont soustraits à ces tiraillements les chancres infectants du prépuce qui, ainsi que ceux du reflet et de la rainure, s'accompagnent de phimosis inflammatoire irréductible. Quoi qu'il en soit, le chancre syphilitique du filet laisse toujours une perte de substance de cette organe. La forme de cette perte de substance, légère ou étendue, n'a rien en elle-même de caractéristique; mais le seul fait de son existence permet d'affirmer un chancre syphilitique antérieur. Dans quelques cas le filet est détruit entièrement ; mais la réparation s'est faite d'une façon régulière. La rainure se continue alors sans interruption d'un côté à l'autre. Dans d'autres cas c'est seulement le point d'insertion du filet sur le gland qui a subi une perte de substance. Le gland lui-même peut alors offrir en ce point une petite dépression arrondie, ovalaire, exactement située à la naissance du filet. Cette dépression est de nature cicatricielle et participe des caractères que nous allons retrouver aux chancres syphilitiques du gland. Enfin il nous a été donné d'observer plusieurs fois une sorte de raie cicatricielle disposée transversalement suivant l'épaisseur du filet. On croirait à une section faite au bistouri. En somme, quelle que soit sa forme, le chancre du filet laisse toujours une trace indélébile et très apparente de son passage.

Toutefois, nous ferons ici une restriction, c'est pour le chancre simple du filet ; il laisse, en effet, une perte de substance très curieuse mais qui ne ressemble en rien à celle que laisse laisse le chancre syphilitique. La chancrelle du filet siège souvent dans cette petite fossette qu'on voit de chaque côté de cet organe, et au niveau de laquelle la muqueuse est adossée à elle-même. Il en résulte souvent une perforation qui dissèque très régulièrement le filet. Celui-ci ressemble alors à une petite corde ou à un petit pont reliant le prépuce au gland. Le chancre infectant ne laisse rien d'analogue. Il mange tout le filet.

Dans d'autres cas le chancre simple est niché exactement sur le filet; il ne le perfore pas. La perte de substance qu'il laisse alors ressemble à un petit point. Mais il n'y a que le chancre infectant qui puisse supprimer complètement cet organe.

Trace du chancre sur le gland et le méat. — Sur cette région le chancre syphilitique offre rarement les caractères qu'on retrouve presque toujours au chancre type du reflet. Ici l'histologie serait peut-être impuissante à démontrer qu'il siège dans le réseau lympathique sous-épithélial. En effet, ils présentent à peu près tous à un degré différent le type térébrant. L'ulcère est toujours comme par le passé creusé à l'évidoir, pourvu d'un fond rouge ou grisâtre, couleur frai de grenouille; mais la forme en évidoir tend à s'accuser davantage, si bien que le fond dépasse souvent la muqueuse et tend à gagner le corps spongieux. Même il nous a été donné d'observer un chancre syphilitique de la face dorsale du gland au niveau de la couronne, lequel avait marché vers le canal uréthral et laissé une fistule urinaire consécutive. Par contre, l'induration de ces chancres est faible ou nulle. Aussi lorsqu'on voit en pleine évolution un chancre de cette région, peut-on calculer d'avance l'étendue, la forme et la profondeur de la perte de substance. On ne pourra se laisser tromper par l'infiltrat des tissus qui, sur les chancres du reflet, ferait supposer une ulcération plus profonde qu'elle n'est en réalité. Lors donc qu'on observe la cicatrice très apparente du chancre syphilitique de cette région quelque temps après sa terminaison, à une époque où les tissus se sont entièrement dépouillés des infiltrations pathologiques, voici ce que l'on remarque:

Les chancres du méat laissent sur les lèvres de cet organe une perte de substance variable d'étendue, offrant habituellement la forme d'une gouttière dirigée vers le canal de l'urèthre. Si le chancre a siégé sur une des commissures du méat, l'inférieure ordinairement, la perte de substance présente la forme d'un entonnoir ou d'un cône à base superficielle ; son sommet se continue alors avec la paroi inférieure de la fosse naviculaire. Dans ces conditions, l'urine passe souvent par la nouvelle voie ; ou bien une partie passe par le méat et l'autre par le trajet anormal. Bien que ces deux voies communiquent entre elles, l'accolement des bords du méat et de la paroi uréthrale à ce niveau suffit à produire une certaine coaptation et la bifidité du jet.

Si maintenant nous passons à l'étude de la cicatrice du chancre syphilitique sur le gland, nous lui trouvons des signes tranchés et caractéristiques.

Les cas nombreux que nous en avons observés prouvent assez que ces cicatrices, après de longues années, sont indélébiles. Nous n'avons plus affaire ici à une simple modification de la couleur ou des détails de la muqueuse. Il s'agit d'une dépression plane et arrondie analogue à l'empreinte que laisserait sur la cire une pièce de 20 centimes. Les bords en sont nettement délimités; son fond est plat, de couleur plus sombre que la muqueuse normale : il en offre toutefois la mollesse et l'adhérence. Il semble qu'avec un fin ciseau on ait tracé une petite circonférence et décollé la muqueuse dans l'étendue du cercle. La cicatrice affecte cette forme dans la majorité des cas. On observe exceptionnellement à la suite des chancres du gland des cicatrices irrégulières quant à leurs bords; dans ces cas ils ont une tendance à la forme circinée et sont constitués par des arcs de cercle ajoutés bout à bout.

Nous ne parlerons pas du chancre intra-uréthral lancé par Ricord et accepté avec l'engouement que justifiait une pareille autorité; il paraît avoir perdu beaucoup de terrain. Nous n'en avons pas observé un seul cas, et dans son service, où existe un roulement très considérable, M. Horand n'en a jamais vu.

Trace du chancre sur les lèvres et la bouche. — Nous avons suivi un certain nombre de chancres de la lèvre inférieure; nous avons assisté à des accidents tardifs chez des malades qui avaient présenté un chancre de cette région. Constamment il nous a été donné de voir, non pas un simple changement de coloration, mais une fine cicatrice blanche, très apparente lorsqu'on l'examine avec attention. Quant aux chancres de la bouche ils laissent une cicatrice blanche, arrondie, de dimensions assez étendues.

Trace du chancre sur la peau et sur le fourreau. — Les chancres du fourreau se présentent souvent à l'observation. M. Horand admet qu'ils sont tous syphilitiques et aucun cas jusqu'ici n'est venu contredire cette loi. A l'appui de cette manière de voir nous citerons un seul cas, celui d'un jeune homme qui se trouve encore dans le service. Il est venu à l'Antiquaille pour se faire traiter d'un petit chancre de la partie moyenne du fourreau présentant les caractères types d'un chancre simple, y compris l'auto-inoculabilité : bords taillés à pic, fond gris jaunâtre, pas d'induration même parcheminée. Son siège seul fait diagnostiquer un chancre mixte. Ce chancre prend le caractère serpigineux jusqu'à faire le tour presque complet de la verge. Puis, après un mois et demi de traitement il s'arrête, prend l'aspect d'une plaie en voie de réparation ou plutôt d'un chancre parcheminé. Le malade demande alors la circoncision pour son phimosis congénital extrêmement accusé. L'opération est pratiquée : la plaie opératoire s'inocule. Malgré cela, nous assistons bientôt à l'éclosion d'une syphilide papuleuse très nette du tronc. Le diagnostic était confirmé.

Bien que le chancre du fourreau paraisse être toujours de nature syphilitique, il est bon de reconnaître sa trace, afin de ne pas la confondre avec certaines taches pigmentaires, fréquentes à l'état normal. Le chancre du sein, si fréquent chez la femme, mérite également à ce point de vue une attention spéciale. Mais, quelque soit son sèige, le chancre syphilitique de la peau laisse habituellement une trace indélébile de son passage. Ce n'est plus une simple tache bronzée, ainsi que le professait Ricord, c'est une cicatrice *blanche au centre, pigmentée à la périphérie*. On aperçoit une petite circonférence blanche cicatricielle, offrant à peine les dimensions d'une pièce de 20 centimes ou d'un petit pois. Les follicules pileux sont toujours détruits à son niveau. Puis à sa périphérie on observe une accumulation de pigment dans une certaine étendue, ce qui lui donne un aspect bien caractéristique. Quelquefois le pigment n'existe pas dans tous les points de la périphérie ; mais le cas est rare. La cicatrice du centre met plusieurs mois à blanchir. Elle passe d'abord par cette teinte cuivrée qui est un caractère de la cicatrice récente des syphilides ulcéreuses. La pigmentation elle-même n'a pas lieu d'étonner ; car la syphilis paraît avoir le singulier pouvoir de mettre en évolution le pigment de l'organisme : la syphilide acnéïque laisse de petites cicatrices pigmentées qui donnent à la peau un aspect très curieux ; l'ecthyma syphilitique tend a se rapprocher du chancre cutané par sa cicatrice. Comme lui il laisse une cicatrice blanche entourée d'un cercle pigmentaire. Souvent même on observe deux circonférences pigmentaires concentriques. Le malade cité dans notre observation 51 en offre un exemple frappant. La cicatrice du chancre syphilitique cutané se rapproche donc notablement de celle que laisse l'ecthyma syphilitique. — Toutefois la confusion n'est pas possible à cause de la multiplicité de l'ecthyma. Quant au chancre simple cutané, lui aussi laisse une cicatrice : témoin les malades revus plusieurs années après une auto-inoculation. Mais, signe distinctif, cette cicatrice est blanche sans la moindre trace de pigment à sa périphérie et a succédé à une inoculation. Inutile d'ajouter que chez les malades dont la peau est bronzée normalement, la cicatrice du chancre présente à son pourtour une pigmentation plus considérable. Son aspect est alors celui d'une tache d'encre.

Telles sont nos considérations au sujet de la trace du chancre syphilitique sur les organes où nous l'avons observée. Nous pouvons donc poser comme une règle absolue que le chancre syphilitique laisse toujours une trace indélébile de son passage et que cette trace est habituellement une cicatrice. Les chancres du reflet préputial, bien que ne laissant pas toujours une cicatrice, ne font pas exception à cette règle.

CHAPITRE IV

PARTIE MÉDICO-LÉGALE

Nous touchons ici à une fraction de notre travail qui n'est certes pas la moins importante.

Le médecin légiste est souvent appelé à émettre son avis sur des cas de transmission de la syphilis. Ces cas sont assez nombreux et, pour ne citer que la syphilis contractée par le viol ou l'allaitement, on peut voir que la question offre la plus haute importance. D'autre part, les accusés que le médecin est chargé d'examiner ont pu avoir la syphilis à une époque peu éloignée, la transmettre à d'autres et, malgré cela, ne présenter aucun accident au moment de l'investigation médicale. Il n'est pas jusqu'à l'adénopathie caractéristique qui ne puisse disparaître en l'espace de quelques mois à peine. Mais le drame de la syphilis a toujours pour premier acte le chancre, lequel, d'après nos recherches, laisse habituellement une trace indélébile. Si donc, avec sa persistance indéfinie, cette trace offre encore l'avantage d'être caractéristique, on conçoit quel service elle peut rendre dans un cas pareil pour le diagnostic restrospectif de la syphilis. De là, pour nous et pour la médecine légale surtout, l'utilité d'étudier la question à ce point de vue spécial et de voir quel bénéfice l'expert peut en retirer.

Toutefois, avant d'aborder franchement ce sujet,

nous ferons une petite digression, et voici à quel propos. Lorsque notre Mémoire parut par fragments dans le *Lyon médical*, il provoqua de la part de M. le docteur H. Coutagne, médecin expert près le tribunal de Lyon, un travail qui fut lu et discuté à la Société des Sciences médicales et qui portait ce titre : *De la trace du chancre syphilitique au point de vue médico-légal.*

Dans ce travail, chacune de nos assertions fut reprise et appréciée. Bien que, sur un certain nombre de points, nous fussions en conformité d'avis, nous résolûmes alors de lui adresser une réponse par la voie de la publicité. Cette réponse ne fut pas faite. Aujourd'hui l'occasion est belle ; nous la saisissons avec empressement. Nous allons donc prendre en particulier chacune des assertions de ce travail, dissidentes avec les nôtres, et nous les discuterons.

« Ce serait non à l'Antiquaille, est-il dit, mais dans « les salles de l'Hôtel-Dieu et de l'asile de Bron que la « recherche du stigmate aurait son plus grand intérêt. »

Nous aurions voulu étendre nos recherches aux malades de l'asile de Bron. En effet, il eut été intéressant d'y étudier des syphilis très anciennes. Mais notre mémoire renfermait déjà cent observations, nombre respectable pour démontrer une proposition clinique, et nous pensions qu'il fallait s'en tenir là. Quant aux syphilis tertiaires de l'Hôtel-Dieu, on ne nous reprochera plus de les avoir négligées. Nous en relatons plusieurs cas très confirmatifs et pris au hasard dans les divers services de chirurgie. Ils sont consignés à la suite des cent premières observations.

Plus loin, on lit ces mots : « La trace du chancre sy- « philitique n'est pas décrite sous une forme unique, et

« il ne pouvait en être autrement, eu égard aux com-
« plications involontaires ou thérapeutiques qui modi-
« fient dans un même point la marche de ces lésions.
« Ici nous trouverons une cicatrice plus ou moins
« chondroïde, là une simple trace avec une modifica-
« tion quelconque de la muqueuse (je me sers des ex-
« pressions mêmes de l'auteur à propos des chancres de
« la rainure); telle trace sera pigmentée, telle autre
« non; je cherche en vain dans cette description ces
« caractères nets qui permettent d'affirmer la lésion
« primitive; caractères comparables à ceux, non con-
« testables, qui existent pour certains accidents secon-
« daires et tertiaires et qui forcent le praticien à insti-
« tuer, sans hésiter, le traitement spécifique. » Nous n'avons nulle part prétendu que la trace du chancre infectant fût une et identique; nous avons dit, au contraire, qu'elle variait suivant l'organe et le tissu ou qu'elle offrait une physionomie spéciale, suivant son siège. *A priori,* on comprend aisément qu'un chancre parcheminé du fourreau ne laisse pas une trace analogue à celle d'un chancre térébrant du gland ou d'un chancre cartilagineux du reflet. Les accidents pathognomoniques de la syphilis secondaire ou tertiaire ne changent-ils pas de la même façon? Une syphilide cutanée ressemble-t-elle à une syphilide muqueuse, et même dans cette dernière, la plaque muqueuse est-elle identique sur toutes les muqueuses? Ce que nous voulons dire, c'est que, étant donné un même organe et un même tissu, la trace du chancre se rattache, par son aspect, à un type assez déterminé.

Dans le même passage, M. Coutagne croit résumer notre opinion en lui donnant la forme suivante : « L'examen d'une cicatrice peut permettre à lui seul d'affirmer l'existence d'une syphilis éteinte ou latente. »

Parce que, d'après nous, le chancre syphilitique laisse une trace indélébile, nous ne voulons pas dire que cette trace soit toujours une cicatrice. Pour plus de sûreté il suffit de lire ce que nous disons dans le chapitre III au sujet de la trace du chancre sur le reflet du prépuce.

Mais voici qui est plus grave. Nous soutenons que le chancre infectant laisse une trace, et l'on traduit notre pensée en disant que l'examen d'une cicatrice quelconque permet d'affirmer la syphilis. Nous croyons qu'il y a là un renversement complet de notre proposition et que la partie est prise pour le tout. Si nous disions que la pustule variolique laisse une cicatrice sur la peau et que, pour interpréter notre idée, on nous fit dire que toute cicatrice cutanée décèle une variole antérieure, le cas serait analogue. Pourquoi nous supposer des vues aussi nouvelles ? Pourquoi faire opérer à notre thème une conversion aussi curieuse ?

Nous savons qu'une cautérisation au chlorure de zinc d'un point quelconque des organes génitaux laisse une cicatrice.

Mais c'est au médecin d'établir nettement les commémoratifs, sans lesquels les choses les plus évidentes perdent toute leur portée. Le malade distingue bien une affection survenue spontanément d'une autre provoquée par les caustiques.

Ainsi donc, si nous disons que le chancre infectant laisse une trace, qu'on ne vienne pas retourner la proposition et nous faire dire qu'il est le seul à laisser une trace ou que toute cicatrice permet d'affirmer la syphilis C'est là, croyons-nous, du pur sophisme.

Plus loin, M. Coutagne nous demande de décrire comparativement les traces de l'herpès génital modifié ou non par les caustiques. Mais l'herpès type non modifié ne laisse jamais la moindre trace ; c'est une affection vésiculeuse quant à sa lésion élémentaire, érosive quant à sa physionomie, et qui ne va jamais jusqu'à détruire le derme muqueux Quant à l'herpès cautérisé, il rentre dans les considérations qui précèdent.

Poursuivant l'étude des ulcérations non virulentes des organes génitaux, M. Coutagne cite un travail intéressant de M. Mauriac dans lequel sont relatées des observations de furoncles simples des organes génitaux, chez lesquels la ressemblance avec des chancres mous ou indurés était frappante. Puis s'inspirant de la lecture de ce mémoire, imbu de cette idée préconçue que les furoncles sont très fréquents aux organes génitaux, il cite un cas tiré de sa pratique d'expert et le fait rentrer, sur les simples affirmations du prévenu, dans ceux décrits par M. Mauriac. Voici ce cas : vers la fin de l'année 1878 le parquet de Lyon demanda à l'expert son avis médical sur une jeune fille de 14 ans en possession d'accidents secondaires et sur un homme accusé de l'avoir contaminée. La première était atteinte d'une éruption confluente de plaques muqueuses papulo-hypertrophiques couvrant tout le périnée et d'une leucorrhée sans caractères blennorrhagiques tenant à des causes multiples : sécrétion des plaques muqueuses, anémie légère et manque absolu de tout soin de propreté.

L'hymen portait une déchirure verticale et permettait une introduction facile et indolente de l'index jusqu'au col d'un utérus normal. Il y avait un engorgement bi-inguinal. Chez le second, l'exploration des organes permit de constater dans la rainure balano-préputiale une dépression cicatricielle arrondie, de la dimension d'une lentille environ; dans ce point, la muqueuse décolorée était fixée au tissu cellulaire sous-jacent et la base de la cicatrice donnait au toucher l'impression d'une légère induration. La marge de l'anus offrait en un point une petite rougeur à peine saillante, sans aucun caractère tranché, pouvant faire diagnostiquer une lésion syphilitique en voie d'augment ou de déclin. L'éxamen minutieux de la peau et des muqueuses accessibles à la vue, ne permit de découvrir aucune manifestation suspecte. Le prévenu dit alors qu'un an auparavant il avait eu aux organes génitaux et à l'anus une éruption furonculeuse terminée en un mois environ, sans suites aucunes, et les quelques détails qu'il donna sur cette maladie ne permirent pas à l'expert de concevoir des doutes sur cette interprétation. En face de ces allégations de l'accusé et tenu dans la réserve par la connaissance du Mémoire de M. Mauriac, M. Coutagne déclara ne pouvoir affirmer la syphilis.

Quelle objection ferons-nous à cette conclusion? 1° d'avoir tenu un trop grand compte de la déposition d'un prévenu, qui affirme avoir eu des furoncles aux organes génitaux; 2° d'avoir accordé une importance trop grande à des faits aussi exceptionnels que ceux cités par M. Mauriac. En effet, observe-t-on fréquemment ces sortes de furoncles? Nous les croyons chose excessivement rare et M. Horand, dans une pratique de douze années à l'Antiquaille, n'en a jamais vu un seul cas. D'autres affections génitales non virulentes peuvent se voir bien plus fréquemment. Pour n'en citer qu'un exemple, les gommes du gland ont été décrites récemment par un syphiligraphe distingué, et nous en avons vu à l'Antiquaille plusieurs cas très évidents. D'autre part, que dire de l'aveu d'un prévenu accusan sur les organes génitaux et l'anus l'existence antérieure d'une affection aussi rare que les furoncles? Ce prévenu a bien un millier de chances contre une pour avoir eu des plaques muqueuses guéries sans laisser de traces, ainsi que cela arrive habituellement. L'absence d'adénopathie et d'autre accident à un an de distance, est un fait assez commun. En somme, pour nous, il n'y a aucun doute à avoir sur ce prévenu; cliniquement, il a eu la syphilis. Légalement, nous ne saurions trop louer l'expert de la prudence qu'il a montrée et des doutes qu'il a su exprimer en cette occurence.

Quelle conclusion faut-il donc tirer de cette polémique, et quels éclaircissements le médecin légiste peut-il attendre de nos recherches dans les cas douteux? Voici comment nous jugeons la question.

Lorsqu'on lit les auteurs qui ont traité du chancre simple et du chancre infectant, on en retire cette idée, c'est qu'un malade présentant une trace ou une perte de substance quelconque des organes génitaux, résultant d'un chancre, a dû avoir un chancre simple. C'est la conclusion à laquelle est arrivé Clerc, lorsqu'il dit : « l'absence de cicatrice est un fait fréquent après la guérison du chancre vrai. » Et plus loin : « dans le plus grand nombre des cas, le chancre non infectant laisse sur nos tissus des traces de son passage, c'est-à-dire des cicatrices. » Pour nous, c'est à une conclusion diamétralement contraire que nous arrivons. Le chancre syphilitique laisse toujours une trace indélébile. Le chancre simple n'en laisse que dans quelques cas rares, chancre cutané, chancre phagédénique, chancre du filet. Pour le chancre simple cutané, nous avons dans notre chapitre III signalé les différences capitales qui le séparent du chancre infectant de la même région. La confusion n'est pas possible. Pour ce qui est du chancre simple phagédénique, son diagnostic est en général facile. D'ailleurs, il est devenu très rare. Quant au chancre simple du filet, nous avons parlé de la trace si spéciale qu'il pouvait laisser dans certains cas.

Les ulcérations non vénériennes, les pertes de substance traumatiques peuvent également laisser des cicatrices de forme et d'étendue bizarres. C'est au médecin légiste d'en reconnaître la véritable cause. Pour ce qui est d'un prévenu suspecté de syphilis, deux cas peuvent se présenter : ou bien la trace de son chancre est assez caractéristique pour qu'on puisse affirmer la syphilis sans autre accident, ou bien elle est douteuse. Nous allons examiner successivement ces deux cas. Les chancres de la peau, tels que ceux qu'on observe sur le sein, la face, le scrotum, le fourreau, offrent en général une trace parfaitement caractéristique, si bien qu'elle ne peut donner le change à un praticien exercé. Telle est du moins l'opinion de Langlebert, de Ricord et de plusieurs autres. Dans tous les cas, le médecin expert, après s'être entouré de toutes les précautions pouvant servir au diagnostic, après avoir bien étudié toutes les circonstances pouvant amener quelque éclaircissement, peut affirmer la syphilis sans qu'il existe d'autre accident concomitant. Nous n'avons pas à revenir sur l'aspect qu'offre la trace du chancre sur la peau. Nous y avons suffisamment insisté dans notre chapitre III.

Le chancre infectant du gland laisse souvent aussi une trace caractéristique et les mêmes considérations lui sont applicables. Toutefois, il est une réserve à faire. La recherche de ces stigmates exige un œil exercé et un praticien familiarisé avec la syphilis. Cette garantie n'est pas offerte dans toutes les villes par les médecins experts et nous avons présent à l'esprit un cas de syphilide acnéique traité à l'Antiquaille dans lequel le médecin légiste d'une ville peu éloignée de Lyon avait conclu à un *acné varioliforme !* D'ailleurs, pourquoi s'en étonner? Le docteur en médecine n'est tenu de savoir ni les maladies cutanées, ni les maladies vénériennes. Il n'existe aucune épreuve sur cette matière et son enseignement officiel date de quelques jours. Le médecin expert devra donc se tenir dans cette sage réserve, souvent éloignée de l'affirmation, qui, malheureusement, est bien des fois la caractéristique de son art.

J'en arrive maintenant à ces cas douteux où le chancre syphilitique laisse une trace assez caractéristique, mais ne suffisant pas à entraîner la conviction. Tels sont, par exemple, les chancres de la rainure et du reflet. En pareille occurrence, on ne pourra baser une affirmation sur le seul fait d'une trace persistante. Mais s'il existe quelques autres signes même douteux, cette trace servira à les corroborer et non à les infirmer.

CONCLUSIONS

1° Le chancre syphilitique laisse une trace indélébile dont l'aspect, variable suivant l'aspect et le tissu, est souvent caractéristique. Cette proposition est étayée sur un nombre considérable d'observations qu'il nous eût été facile de multiplier.

2° Pour ce qui est de la médecine légale, nous disons avec M. Coutagne : « Nos recherches sont d'une grande valeur en clinique et l'expert peut les mettre à profit dans un examen de syphilis à manifestations obscures ou douteuses. » Mais nous ajouterons : « La trace constatée n'étant pas toujours caractéristique ne permet pas, dans ces cas, d'aller plus loin et de baser sur ce signe seul une affirmation ou une négation. Mais, dans les cas nombreux où elle est caractéristique, un praticien expérimenté peut diagnostiquer une syphilis antérieure.

BIBLIOTHÈQUE NATIONALE R.F. IMPRIMÉS

TABLE DES MATIÈRES

BIBLIOTHÈQUE NATIONALE R.F. IMPRIMÉS

LYON. — IMPRIMERIE STORCK, RUE DE L'HÔTEL-DE-VILLE, 78

www.ingramcontent.com/pod-product-compliance
Ingram Content Group UK Ltd.
Pitfield, Milton Keynes, MK11 3LW, UK
UKHW012054240726
13965UKWH00003B/1275

9 782013 601658